最新版 いちばんよくわかる
YOGA
ポーズ
全集

スタジオ・ヨギー／今津貴美・著

Gakken

はじめに

この本を手に取ってくださり、ありがとうございます。

『身体は魂の目覚める器』とお釈迦さまはおっしゃいました。ヨガ的に言えば、『身体は魂が宿る神殿』です。器も神殿も、手入れをしなければ長くは使えません。磨くほどに美しく輝き、私たちの気持ちを豊かにしてくれます。感性と才能を磨くヨガの練習は、心身の健康を促進し、視野を広くしてくれます。

ヨガの目的は、身体という神殿の内側に鎮座する『至福』を確立することだと言います。科学や文明がどんなに発達しても、人生には楽しいときもあれば苦しいときもあり、この苦楽の体験からは誰も自由になることができません。しかし、苦楽の体験からは自由になれなくても、心は自由でいられる『至福』の境地が誰しもの内側にあるのだとヨガでは言います。そのためのメソッドが、ヨガのアーサナ、呼吸法、瞑想、哲学です。

この本では、ヨガの中にあるさまざまなメソッドの中でもアーサナ（ポーズ）にフォーカスしています。自宅で1人でも練習できるよう、そして初心者から、ヨガインストラクターを目指す方々まで広く使って頂けるよう、以下の4つのポイントを意識して制作しています。

- 各々のアーサナで筋肉の伸長や強化する場所を理解する
- ケガや痛みを防ぐためのコツがわかる
- 難易度の高いアーサナの軽減法がわかる
- ヨガを伝える方がクラス構成を考える上でのヒントになる

アーサナを練習することにより、眠っていたチャレンジ精神を呼び覚まし、子供のように無邪気にアーサナに没頭する楽しさや、頑張るだけでなく、ときには委ねるような、能動と受動のバランスなどを思い出して頂く機会になればと思います。

現在は、ヨガの流派もさまざまです。ご自身にあったヨガの方法を探求しながら、この本が皆さまのアーサナの上達につながり、心身を強くしなやかにするヒントとなれば幸いです。そして、ご縁ある方々のサポートになると同時に、ヨガの目的である究極の至福に多くの方がつながることを願っています。

スタジオ・ヨギー
エグゼクティブ・ディレクター

今津貴美（キミ）

CONTENTS

PART1

はじめての人はここから
基本のアーサナ

PART2

自分のペースでトライ！
初級〜発展のアーサナ

本書についての注意事項

・妊娠中の方、持病をお持ちの方、通院中の方は必ず医師に許可を得てから行ってください。

・ケガをしている、体に痛みや違和感がある場合は、医師や専門家に相談をした上で行ってください。

・ヨガを行っている最中に気分が悪くなったり、痛みや異常を感じたら、直ちに中断してください。

・ヨガのポーズやポーズ名は、指導者や流派によってもさまざまです。「スタジオ・ヨギー」では、本来サンスクリット語や英語を使って指導していますが、本書ではわかりやすいよう日本語表記にしています。

・ヨガを行う際は、無理をせず、ご自分のペースで行ってください。ヨガを行って生じた問題に対する責任は負いかねます。

※この書籍は 2016 年に刊行した『いちばんよくわかる YOGA ポーズ全集』に
加筆、修正を加えたものです。

そもそもヨガって？

いまや、日本でも100万人を超えると言われるヨガ人口。
これほどたくさんの人を魅了するヨガとは何なのでしょう。
ここでは、ヨガの基本を少し見ていきます。

What is Yoga?

ヨガがいつ生まれたのかは、正確には不明です。ただ、インダス川流域で発見された紀元前3000年頃の石板に、ヨガの座法をとる人の姿が刻まれていたことから、少なくとも5000年以上前から行われていたと考えられています。

ヨガの語源は、サンスクリット語で「結ぶ」「つなぐ」といった意味を持つ "ユジュ"。心を純粋な意識へと統合するための瞑想や幸せに生きるための哲学に起源をもちます。それらを練習することにより、自分の本質を見いだし、理想的な状態に整えることが、ヨガ本来の目的なのです。

ヨガというとエクササイズ的な要素がクローズアップされますが、もともとは瞑想や哲学によって心身をコントロールすることが主体。そして、瞑想をより深めるための手段として、後に呼吸法やヨガのポーズであるアーサナが生まれ、これがヨガの三大要素と言われるようになったのです。

瞑想
古来から行われてきたヨガの練習法。思考の働きを抑制し、自分自身が本来持っている完全な状態へと整えていくものです。

哲学
究極の幸福を探究する哲学。瞑想・呼吸法・アーサナの背景にある考え方。人がなすべき行為や自然界のしくみを説いていきます。

アーサナ
「座る」という意味のサンスクリット語。ヨガの座法ができるよう関節や筋肉を柔軟にし、心身のこわばりをほぐしてくれます。呼吸も深まり、リラックス効果も。

呼吸法
調気法と呼ばれ、生命エネルギーを取り入れるという意味合いもあります。瞑想を深めるために瞑想の前に行われます。

私たちは、常に外からの影響を受けています。何か決断をしようとしてもあれこれと考えてしまい、自分が本当に行きたい道へ進めないときも。瞑想とは、こういった周囲からの情報にとらわれがちな思考を止め、本来の自分とつながること。方法としては、マントラ（真言）を唱えたり、哲学的な内的探究を行います。瞑想を行うと集中力が上がり、ストレスが減って気持ちが前向きに。最近では、仕事の能率を上げるために瞑想を取り入れているビジネスマンも増えています。

瞑想

瞑想の効果

集中力が上がり、
仕事や勉強の効率がアップする

◆

ストレスが緩和され、心身を
コントロールできるようになる

◆

自信がつき、何事に対しても
前向きに行動できるようになる

Dhyana

呼吸法

呼吸法の効果

自律神経のバランスを整えて
心を穏やかにする

◆

心肺機能が高まり、血行が
促進されて代謝が上がる

◆

心身の緊張がほぐれ、
ストレスや疲労が軽減する

Pranayama

ヨガでは呼吸法のことを〝プラーナヤーマ〟と言います。プラーナは「生命エネルギー」で、ヤーマは「制御」、アーヤーマは「拡張する」という意味。ヨガの呼吸法では、単に息を吸って吐くだけではなく、体の中の生命エネルギーをコントロールし、拡げるという意味合いもあるのです。実際に呼吸法には、意識的に深い呼吸をすることで副交感神経を優位にし、心身をリラックスさせる働きがあります。また、心肺機能が高まったり、デトックス効果が得られる呼吸法もあります。

アーサナ

---◆◇◆---

アーサナの効果

インナーマッスルを鍛えるので、
細くしなやかな筋肉が育つ

◆

リンパの流れを促進して
老廃物の排出を促す

◆

体幹の筋肉を鍛えるので
スポーツのパフォーマンスが上がる

---◆◇◆---

Asana

本書では、アーサナ（ヨガのポーズ）に比重を置いて紹介していきます。アーサナとは、サンスクリット語で『座る』を意味する"アーサナ"という言葉が変化したもの。瞑想をするときに緊張のない、快適で安定した座法を長く維持するには、関節や筋肉が柔軟でなければなりません。そういった瞑想しやすい体をつくるための訓練的な要素もあるのがアーサナの特徴です。その健康効果は多く、血液やリンパの流れがよくなり、冷えやむくみ、肩こりなどが改善します。細く、しなやかな筋肉がつ

くので、ボディラインの引き締めにも役立ちます。さらに、体幹が強化されて姿勢がよくなる効果も。アーサナによって正しい姿勢がとれるようになれば、瞑想に必要な深い呼吸も行いやすくなります。

ストレッチと筋トレ、一度に両方の効果が得られる

ヨガのポーズでは、呼吸をしながら同じ姿勢をキープします。筋肉をジワジワと伸ばす一方で、適度に強化もしているので、柔軟性のある、細く、しなやかな筋肉がつくれます。

大きなリンパ節の周辺をほぐすからリンパの流れが促進

股関節や肩関節の周辺をほぐすポーズが多いのがヨガの特徴。そこには大きなリンパ節があるので、結果的にリンパの流れがよくなり、老廃物が排出されやすくなります。

体幹部が鍛えられ正しい体の使い方が身につく

ヨガのポーズを行うと背骨や骨盤を支える体幹部の筋肉が鍛えられます。全身運動でもあるので、体を機能的にバランスよく使えるようになり、姿勢もよくなります。

ハーバード大学などさまざまな研究機関がヨガの健康効果を実証

近年、ヨガの健康効果に関する研究が進んでいます。たとえば、ハーバード大学の調査では、ヨガや瞑想を行った被験者はストレス遺伝子が減少することが明らかに。また、イリノイ大学が行った認知機能の研究では、ヨガを行った被験者は、ストレッチなどを行った被験者に比べ、作業の集中力が高く、作業内容が迅速で正確だったことが判明。さらに、ヨガを行うことで、がん治療でのストレスによる炎症反応が低下し、睡眠の質が向上することが、オハイオ大学の研究でも確認されています。

実験で証明されたヨガの健康効果

●ストレス遺伝子の減少

●睡眠の質の向上

●集中力の向上

●がん治療でのストレスによる炎症反応の低下

ヨガの姿勢づくりのポイント

ヨガで姿勢をつくるときに基本となるのが以下のポイント。意識すると、体の軸が整い、ポーズが安定します。常に心にとどめておきましょう。

鎖骨を広げ
胸を開く

背骨を伸ばす

下腹部を
引き締める

骨盤底
を引き上げる

足裏の4点で
床を踏みしめる

人さし指のつけ根からかかとの真ん中に向けたラインに対し、左右対称にある足裏の4点。ここに均等に体重をのせます。

手のひらと指の腹の
4点をつける

手のひらの4点とそれぞれの指の腹を均等に床へ置くことで手首が安定します。特に、★印の人さし指のつけ根は浮きやすいので注意。

本書の見方

本書は、ヨガのポーズを正しく理解しながら、初心者から上級者までレベルに応じて楽しく続けられるよう構成しています。ここでは、その使い方を紹介します。

ポーズの難易度がひと目でわかる

各ポーズの難易度を5段階に分け、色のついた★の数で表示しています。自分の実力に合ったポーズを選ぶ際の参考にしてください。

意識する筋肉がわかるから正しいポーズをとりやすい

各ポーズによって強化される筋肉（赤色）、ストレッチされる筋肉（青色）、強化＆ストレッチされる筋肉（紫色）を記載。ポーズを行うときに特に意識する筋肉を図に表し、その筋肉名は太字で表示しています。

得られる効果からポーズを選ぶことも可能

ヨガのポーズを行うことで得られる効果はさまざま。ダイエット、美容、メンタル面など、そのときの目的に応じで選ぶことができます。

ポイントと注意点を写真で分かりやすく説明

ポイントや注意したい点を写真付きで記載。意識せずに行いがちなNGポーズなどに目を向けることができるので、ポーズの修得度もアップ。

EASY	メインのポーズよりも難易度が低いポーズ
Variation	メインのポーズと難易度が同等のポーズ
Challenge	メインのポーズよりも難易度が高いポーズ

行う人のレベルに合わせたバリエーションを紹介

メインのポーズのプロセスから発展できるポーズや、バリエーションのポーズなどを紹介。レベル表示で選びやすくなっています。

ポジショニングの種類

立位	片足、または両足に体重をかけ、立った姿勢で行うポーズ。
立位バランス	片足だけに体重をかけて立ち、バランスをとるポーズ。
膝位	両ひざ、または片方のひざに体重がかかっているポーズ。
アームバランス	手のひらを床につけてバランスをとるポーズ。腕に体重がかかっている。
逆転	手のひらやひじ、頭を床につけているポーズ。腕や肩に体重がかかっている。
うつ伏せ	腹ばいになっている、または、腹部が下を向いているポーズ。
座位	座り姿勢、または、しゃがんで行うポーズ。
あお向け	あお向け、または、腹部が上を向いているポーズ。

ジャンルの種類

立位 (立位・膝位)	体重が両脚にかかっている。
立位バランス	体重のほとんどが片脚にかかっている。
腹筋	腹部を強化する。腹部を意識的に使う。
アームバランス	手のひらが床につき、体重が腕にかかっている。集中力を高める。
逆転❶	骨盤が頭よりも上にある。交感神経優位を促す。
逆転❷	骨盤が頭よりも上にある。副交感神経優位を促す。
側屈	脊柱が側屈している。
後屈	脊柱や股関節、または両方が伸展している。
ねじり	脊柱を回旋させている。自律神経のバランスを整える効果がある。
股関節	股関節の屈曲に加え、外転、外旋、内転、内旋などの動きが複合的に加わる。
前屈	脊柱や股関節、または両方が屈曲している。

※上記のポジショニングとジャンルは、本書用にわかりやすく分類したものです。

ヨガのポーズの
ベースとなる姿勢を記載

各ポーズを行うときの姿勢（ポジション）を8つに分類しています。同じ姿勢はまとめて練習したり、バランスよく選ぶことで全身を効果的に整えます。

ポーズに含まれる要素を
11ジャンルで細かく分類

ねじり、後屈、股関節など、各ポーズに含まれる動きの要素を11種類に分類して記載。目的によってポーズを選ぶときに役立ちます。

ヨガプログラムの進め方

ヨガが楽しくなってくると、自分で練習プログラムをつくりたくなるもの。そんなときのポーズ選びのヒントやヨガを行うときの呼吸についておさえておきましょう。

自分でつくるプログラムの組み方

オリジナルのプログラムをつくる場合、筋肉をバランスよく使うためにも、さまざまなジャンル（P.11参照）からまんべんなくポーズを選んでいくことがおすすめ。下の「基本的なプログラムの流れ」を参考に、太陽礼拝で体を温めたあと、各ジャンルの中から1〜2ポーズ選んでいきましょう。前屈、

股関節、ねじり、逆転❷は、それぞれ座位とあお向けのポジショニングから選びます。このプログラムの流れは、交感神経を高めたあとに副交感神経を優位にしていくのでケガの予防にもつながり、最後はリラックスできます。初心者は、太陽礼拝以外の各ジャンルから1つずつ行うだけでOKです。

基本的なプログラムの流れ

屍のポーズ ◀ あお向け 前屈・股関節・ねじり・逆転❷ ◀ 座位 前屈・股関節・ねじり ◀ 後屈 ◀ 逆転❶・腹筋・アームバランス ◀ 立位（膝位含む）・立位バランス ◀ 太陽礼拝

実力別ポーズの選び方

ヨガがだんだん上達してくると、レベルの高い新しいポーズに挑戦してみたくなるもの。もちろん、実力に合ったものならよいのですが、自分の実力をはるかに超えるレベルに挑戦するのはNGです。ただやってみたいという気持ちだけで安易に行うと、筋肉や腱を痛め、ケガをする可能性が高くな

るのです。例えば、初心者がプログラムを組む場合は、レベル1〜2をメインに行い、レベル3を1、2個選んでチャレンジするといった構成がおすすめ。そして、レベル3がムリなくできるようになったら、下の図のように、中級、上級へとステップアップしていきましょう。

初級 ▶	Level 1〜2をメインに行う	▶	Level 3から1、2個選んでチャレンジ
中級 ▶	Level 1〜3をメインに行う	▶	Level 4から2、3個選んでチャレンジ
上級 ▶	Level 1〜3をメインに行う	▶	Level 4〜5から2、3個選んでチャレンジ

呼吸の仕方

呼吸は、ヨガの効果を高めるポイントのひとつ。深い呼吸を行うと、体内に気（生命エネルギー）が巡り、心身ともにリラックス効果が得られます。とはいえ、呼吸を意識し過ぎるあまり、ポーズがおろそかになるのは本末転倒。慣れないうちは、呼吸を止めないよう気をつけるだけでいいので、ポーズの正確性を優先させて。完成ポーズでは、自然呼吸で5～10呼吸分（鼻から吸って鼻から吐くで1呼吸）キープします。そして、余裕が出てきたら、下にあるようなポーズや動作に連動した呼吸をしていくとよいでしょう。

胸式呼吸 胸郭の動きによる呼吸。息を吸うと肺に空気が入って胸（ろっ骨）が広がり、息を吐くと戻ります。この呼吸法では、交感神経を優位にします。

腹式呼吸 横隔膜の動きによる呼吸。息を吸ったときに、肺の下にある横隔膜が下りるのでおなかが膨らみ、息を吐くとおなかが凹みます。副交感神経を優位にします。

ポーズでの呼吸の目安

胸式呼吸 立位、アームバランス、逆転などの筋肉への負荷が高いポーズ。

腹式呼吸 座位、あお向けなどの比較的腹筋を使わないポーズ。

体勢での呼吸の目安

吸う 体を後屈させたり、伸ばすとき。力を入れるとき。

吐く 体を前屈させたり、ねじるとき。力を抜くとき。

あると役立つヨガの道具

ブランケット
体の下に敷いて床に骨が当たる痛みを防いだり、姿勢の補助に使用。毛布やクッションでもOK。

ストラップ
柔軟性が足りないときや力を補強したいときに使う補助具。タオルで代用することも。

ヨガブロック
ムリなく正しい姿勢をとれるよう体を補助する道具。複数個を使う場合もあります。

ヨガマット
足がすべらないように敷きます。フローリングなどの滑りやすい床では必需品。

筋肉と骨格について

ヨガのポーズをとるときには、どこの筋肉に効いているか、どの関節が働いているかなどを意識しながら行うと上達も早まります。下のイラストで確認しながら行いましょう。

筋肉図

＜背面＞

板状筋（ばんじょうきん）
菱形筋（りょうけいきん）
ローテーターカフ
脊柱起立筋（せきちゅうきりつきん）
腰方形筋（ようほうけいきん）
深層外旋六筋（しんそうがいせんろっきん）

僧帽筋（そうぼうきん）
三角筋（さんかくきん）
上腕三頭筋（じょうわんさんとうきん）
広背筋（こうはいきん）
中臀筋（ちゅうでんきん）
腹横筋（ふくおうきん）
腸腰筋（ちょうようきん）
大臀筋（だいでんきん）
ハムストリングス
腓腹筋（ひふくきん）
内転筋群（ないてんきんぐん）
下腿三頭筋（かたいさんとうきん）

＜前面＞

胸鎖乳突筋（きょうさにゅうとつきん）
広頚筋（こうけいきん）
大胸筋（だいきょうきん）
上腕二頭筋（じょうわんにとうきん）
前鋸筋（ぜんきょきん）
腹斜筋群（ふくしゃきんぐん）
腹筋群（ふくきんぐん）
腹直筋（ふくちょくきん）
腸脛靭帯（ちょうけいじんたい）
大腿直筋（だいたいちょっきん）
大腿四頭筋（だいたいしとうきん）

骨格図

＜背面＞

＜前面＞

頚椎（けいつい）

肩甲骨（けんこうこつ）

胸椎（きょうつい）

脊柱（せきちゅう）

腰椎（ようつい）

寛骨（かんこつ）

仙骨（せんこつ）

骨盤（こつばん）

尾骨（びこつ）

鎖骨（さこつ）

胸郭（きょうかく）
　肋骨（ろっこつ）
　胸骨（きょうこつ）

肋間筋群（ろっかんきんぐん）

上腕骨（じょうわんこつ）

前腕の骨（ぜんわんのほね）

手の骨（てのほね）

大腿骨（だいたいこつ）

膝蓋骨（しつがいこつ）

腓骨（ひこつ）

脛骨（けいこつ）

足の骨（あしのほね）

ヨガを行う前の注意点

ヨガのポーズを行っていくうえで気をつけたいことがいくつかあります。大切なポイントでもあるので、はじめる前にしっかりとチェックしておきましょう。

ムリをせず
マイペースに行う

ヨガのポーズの中には、自然な体の動きに沿っていないものもあります。そのため、ヨガをはじめたばかりの人がムリにポーズを完成させようとすると、ケガをする可能性も。自分のできる範囲内でマイペースに行うことが、楽しく続けていける秘訣です。

食後2～3時間は
行わない

食後は、消化・吸収のために血液が胃や腸に集中するので、2～3時間はヨガを行うのを避けましょう。それ以外はいつ行ってもOK。特に、朝は体が硬いので、ヨガで筋肉をほぐして血流をよくすると、脳や体が目覚め、1日を活動的に過ごしやすくなります。

"ながら"は厳禁！
心身に意識を向けて

ヨガでは、ポーズをとりながら、呼吸や体の内側に意識を向けることを大切にしています。そのため、テレビを見ながら、または、会話をしながら行うのはNG。集中力を高めたり、リラックスさせたりするようなヒーリング音楽などは聴きながら行っても大丈夫です。

妊娠中は
安定期までは行わない

腰痛やむくみなど、妊娠期に起きやすいトラブルをケアするためにヨガを行う場合、妊娠中は安定期に入る5か月目以降から、産後は6週目以降からはじめましょう。妊娠期には避けるべきポーズやアレンジが必要なポーズもあるので指導者の下で行うのがおすすめです。

体を締めつける
服装は避ける

ヨガのポーズの中には、手足を大きく動かすものもあるので、体を締めつけない、動きやすい服装がおすすめ。じんわりと汗をかくので、通気性のよい素材を選ぶとよいでしょう。着心地がよく、かわいいウェアなら、モチベーションアップにもつながります。

PART1

はじめての人は
ここから
基本の
アーサナ

ヨガをはじめるうえで
マスターしたい基本のアーサナです。
座法は瞑想のときに、それ以外のポーズは
ヨガのクラスなどではウォーミングアップや
クールダウン、つなぎのポーズとして
使われるものなので確認しておきましょう。

Basic
Asana

瞑想の座法

瞑想の座法は、快適かつ安定して座れることが大事です。まずはムリのない範囲でできそうな座法を見つけ、アーサナの練習の前後に座って体の変化を感じましょう。

※全ての座法は、背骨を伸ばし、骨盤を立てた状態で行います。
　左右非対称のものは、反対側も同様に行うのが理想的です。

EASY

両足を恥骨の前に置く

Top View

吉祥座で左右の足裏をもものつけ根に当てるのがむずかしい人は、片足だけ当て、もう片方はその前に置くだけでOK。

1

Svastikasana
吉祥座
スヴァスティカ・
アーサナ

Level ★☆☆☆☆

Top View

スヴァスティカは、「吉祥の印＝卍」という意味。脚の形が卍に似ていることから名づけられた座法。

長座（P.28 参照）から、両すねの真ん中でそれぞれの脚を交差し、両ひざを床へ下ろす。

3

Vajrasana
金剛座
ヴァジラ・アーサナ

Level ★★☆☆☆

Back View

NG　OK

ヴァジラとは「金剛」の意味。しっかりした座り方をイメージさせる座法。日本の正座に似ています。

両ひざをそろえてひざ立ちになり、つま先を後方へ向ける。左右のかかとを中央に寄せながらお尻を下ろす。

2

Virasana
英雄座
ヴィーラ・アーサナ

Level ★☆☆☆☆

Back View

割座とも言われる座り方。ブロックやクッションを使えば比較的ラクに行えます。

正座からお尻を持ち上げ、両足を外側に開き、かかとの間の床にお尻をつける。慣れないうちはブロックを置くとよい。

1 **❶**長座から右ひ
ざを曲げ、外に
開く。**❷**左ひざ
も同様に曲げて
外に開く。両手
で左足の甲と足
首を持ち、右も
ものつけ根の上
にのせる。

4

Ardha Padmasana

半蓮華座

アルダ・パドマ・
アーサナ

Level ★★☆☆☆

ヨガの代表的な座法
「蓮華座」（下記参照）
を片方だけ行うもの。
蓮華座の練習としても
有効です。

1 **❶**長座から右ひ
ざを曲げ、右足
を左もものつけ
根の上にのせる。
❷左の足首と足
の甲を持ち、右
もものつけ根に
のせる。つま先
を立て、すねを
活性化させる。

2

5

Padmasana

蓮華座

パドマ・アーサナ

Level ★★★★☆

脚の形が蓮の花（パド
マの意）に似ている
ことから名づけられた
座法。難易度の高い
座法のひとつです。

1 **❶**長座から左ひ
ざを曲げ、かか
との上に会陰部
（陰部と肛門の
間）を当てるよ
うにお尻を下ろ
す。**❷**左のかか
との上に右のか
かとをのせ、つ
ま先を左ももと
ふくらはぎの間
に差し込む。

6

Siddhasana

達人座

シッダ・アーサナ

Level ★★★★☆

ヨガで重要視され
ている座法のひとつ。
潜在的に眠っているエ
ネルギーを覚醒させる
とも言われています。

山のポーズ
➡ P.22

手を上げた
ポーズ
➡ P.22

側屈の
ポーズ
➡ P.22

太陽礼拝 ◁ Surya namaskara

スーリヤ・ナマスカーラ　Level ★★☆☆☆

太陽礼拝は太陽に感謝する礼拝の行為。一連のポーズには、体の機能を高めるさまざまな動きが含まれているのでヨガをはじめる前の準備体操としても使われています。

立位前屈の
ポーズ
➡ P.23

or

前屈のポーズ
➡ P.23

八点のポーズ
➡ P.25

or

四点杖のポーズ
➡ P.25

半分前屈する
ポーズ
➡ P.24

板のポーズ
➡ P.24

立位前屈の
ポーズ
➡ P.23

半分前屈する
ポーズ
➡ P.24

手を上げた
ポーズ
➡ P.22

下向きの犬のポーズ
➡ P.27

or

子犬のポーズ
➡ P.27

Try! Video Lesson
太陽礼拝のオリジナル動画を
パソコンや携帯で見られます

本書と連動した「太陽礼拝」のオリジナル動画をパソコンや携帯から見ることができます。動画でポーズのコツを確認しながら体を動かせるので、ヨガのクラスに参加している気分に。下記のURLもしくは二次元コードにアクセスしてご覧下さい。

Video Lesson http://gakken.jp/yogazenshu

上向きの犬の
ポーズ
➡ P.26

or

コブラのポーズ
➡ P.26

7 Tadasana
山のポーズ
ターダ・アーサナ

Level★ ★ ★ ★ ★

すべての立位の基本となるポーズ。正しく行うと、体の中心軸が整って姿勢がよくなり、心身に安定感が生まれます。

POINT

NG
骨盤を傾けない
腰が反ったり（写真右）、骨盤が前に出て後傾（写真左）しないよう注意する。

Side

耳、肩、大転子、ひざ、くるぶしを一直線にする

肩の力を抜いてまっすぐに立つ
両足を腰幅に開いて立ち、両ひざを体の中心軸に向けて引き寄せる。尾骨を下げて下腹部に軽く力を入れ、頭を天井に向けて引き上げる。

Front

肩の力を抜く

骨盤を中心に上下に伸びる

両足を腰幅に開く

---

8 9 Urdhva Hastasana & Side Bending
手を上げたポーズ&側屈のポーズ
ウールドヴァ・ハスタ・アーサナ&サイド ベンディング Level★ ★ ★ ★ ★

両腕を上げ、肩まわりをほぐして気持ちを前向きにします。側屈のポーズは体側が気持ちよく伸び、呼吸が深まります。

体側を伸ばす

縮める

両腕を上へ伸ばし上体を横に倒す
手を上げたポーズから、右手の親指と左の親指を絡め、上体を右へ倒す。反対側も同様に。

Side

肩、骨盤の真ん中、外くるぶしを一直線にする

まっすぐに立ち両腕を上へ伸ばす
山のポーズから、両腕を頭上に伸ばす。足裏4点（P.9）で床を押し、上体を引き上げて体側を長く保つ。

Front

両腕を肩幅に開く

体側を長く保つ

両すねを引き寄せる

10 Uttanasana 前屈のポーズ

ウッターナ・アーサナ（手を後ろで組んだバージョン）

Level★ ☆ ☆ ☆ ☆

体の後ろで手を組んで上体を前に倒すポーズ。太ももの裏側とともに
肩甲骨まわりをほぐします。

肩甲骨を
寄せる

**後ろで手を組み
上体を前へ倒す**

側屈のポーズから両手を背
中へ回して組む。肩甲骨を
寄せて胸を引き上げ、上体
を前へ倒して両腕を上げる。

できない人は
ひざを
曲げてOK！

11 Uttanasana 立位前屈のポーズ

ウッターナ・アーサナ（立位前屈のポーズ）

Level★ ★ ☆ ☆ ☆

上半身を深く前に倒して、体の背面を伸ばすポーズ。精神を落ち着
かせる、内臓の調子を整えるといった効果も期待できます。

EASY

**太ももの裏が刺激される
程度にひざを曲げる**

ひざを伸ばすのがツライ人は、も
も裏へのストレッチ感が得られる
程度にひざを曲げる。

**床のほうへ
背骨を伸ばす**

前屈のポーズから、
指先を床につけて
押す。足裏の４点
（P.9）で床を押し
ながら、背骨を床
のほうへ伸ばす。

Side　　　**Front**

ひざの
お皿を
引き上げる

指先を
床につける

12 Ardha Uttanasana
半分前屈するポーズ
アルダ・ウッターナ・アーサナ

Level★★★☆☆

前屈から半分だけ上半身を起こすポーズ。背骨を伸ばすことが目的
なので、背中を丸めず、体側を伸ばすことを意識して。

POINT

NG

お尻を後ろに倒さない

背骨を伸ばそうとしてお尻を後ろに突き出すのはNG。坐骨の真下にかかとがくる状態を保つこと。

背骨を伸ばす

かかとの
真上に坐骨

できない人は
ひざを曲げて
もOK！

上体を起こして
背骨を伸ばす

前屈のポーズから、背骨を斜め前へ長く伸ばし、指先を床につける。骨盤から脚を伸ばすようにして足裏4点 (P.9)で床を踏みしめる。

---

13 Phalakasana/Plank Pose
板のポーズ
ファラカ・アーサナ／プランクポーズ

Level★★★☆☆

両手、両足の4点で体を支えるポーズ。体のラインを一直線に保つ
ために体幹が使われるので、姿勢を整えることができます。

POINT

NG

体のラインが一直線でない

体のラインはできるだけ一直線に保つ。腰が上がり過ぎていたり、背中が反り過ぎないように注意する。

耳、肩、大転子、ひざ、
外くるぶしを一直線にする

下腹部を引き上げる

肩の真下に
手首

手足で体を支え
体のラインを一直線に

半分前屈するポーズから、両手のひらを床に置き、片足ずつ後ろに伸ばしてつま先を立てる。下腹部を引き上げ、耳からくるぶしまでを一直線に保つ。

14 八点のポーズ

Astanga Dandasana

アシュターンガ・ダンダ・アーサナ

Level ★★ ☆ ☆ ☆

両手、両ひざ、両足、胸、あごの8点を床につけて体を支えるポーズ。
手首、腕、腹筋、背筋を強化することができます。

肩を上へ

POINT 肩が前に下がらないようにする

肩が下がると胸が閉じる。肩甲骨を寄せるイメージで肩を上に引き上げること。

NG

手足、ひざ、胸、あごで体を支える

板のポーズから、両ひざを床につける。お尻を持ち上げたまま、両手の間に胸を下ろし、あごを床につける。

---

15 四点杖のポーズ

Chaturanga Dandasana

チャトゥランガ・ダンダ・アーサナ

Level ★★★ ☆ ☆

両手足の4点で体を支え、両ひじを曲げるポーズ。八点のポーズより
難易度が高く、手首、腕、腹筋への負荷も上がります。

耳からくるぶしまでを一直線にする

ひじの真下に手首がくるように両手を置く

EASY

両ひざを床につけて負荷を軽くする

むずかしい場合は、ひざを床につけてもOK。前腕は床と垂直に。筋力がついたらひざを浮かせて挑戦を。

手足で体を支え両ひじを曲げる

八点のポーズから、胸と両ひざを床から離し、前腕が床と垂直になるようひじを曲げる。体のラインは一直線に。

16 Bhujangasana
コブラのポーズ

ブジャンガ・アーサナ

うつ伏せから上半身を起こし、体の前面をストレッチするポーズ。柔らかい腰だけを使わず、上半身全体を使いましょう。

POINT

NG

OK

かかとを外側に開かない

かかとが外側に開くと、脚の力が入りづらく、結果的に腰だけを使いがちに。かかとを真ん中に寄せよう。

背骨を
長く

尾骨を下ろす

足先に向かって
脚全体にも力を入れる

恥骨から足先まで
を床につける

うつ伏せから
上体を起こす

四点杖のポーズから、おなか、両脚を床につけ、つま先を伸ばす。下腹に力を入れて両ひじを伸ばし、上体を起こす。

---

17 Urdhva Mukha Svanasana
上向きの犬のポーズ

ウールドヴァ・ムカ・シュヴァーナ・アーサナ

手と足の甲だけで体を支えて上半身を起こすポーズ。体の前面をストレッチし、腕の力を強くします。

POINT

NG

肩をすくめないこと

肩がすくみ、首の後ろが詰まると、腹筋が抜け、腕の力が強化されない。首は長く保ち、下腹に力を入れて行おう。

背骨を長く

恥骨からすねまでは床につけない

手と足の甲で支え
上半身を起こす

コブラのポーズから両脚を強く保ちながら下腹部に力を入れ、ひざとももを持ち上げる。胸を開き、目線を斜め上へ向ける。

18 子犬のポーズ

ウッターナ・シショーサナ／パピー・ポーズ

Level★ ★ ★ ★ ★

子犬が伸びをするような形のポーズ。背骨や肩関節まわりをストレッチできます。胸を開くので呼吸機能の改善にも役立ちます。

POINT **NG**

お尻を後ろへ倒さないこと

腰が後ろにいき過ぎたり、肩が下がると肩関節まわりのストレッチ効果が減るので注意して。

骨盤の真下にひざ

両脇を引き上げる

手首を上へ

胸は床へ

つま先を立てる

ひざをつき、上体を前に倒して背骨を伸ばす

上向きの犬のポーズから両ひざをつく。腰を後ろに引きながら両手を前に歩かせ、胸を床に近づける。

19 下向きの犬のポーズ

アドー・ムカ・シュヴァーナ・アーサナ

Level★ ★ ★ ★ ★

手と足で体を支えながら体の背面をストレッチするポーズ。全身の疲れをとる効果があります。

EASY

ひざを曲げて体側を長く保つ

むずかしい場合は、ひざを曲げてかかとを浮かせてもよい。体側を長く保つように意識すること。

腰を引き上げて足と手で床を押す

パピーポーズから腰を引き上げ、かかとを下ろす。両脇を引き上げて胸を開き、足指のつけ根と手のひらで床を押す。

骨盤を後ろ上方へ

かかとを床へ

両脇を上へ

手のひらで床を押す

基礎＆おやすみのポーズ

「基礎＆おやすみのポーズ」は、ポーズの間や最後におやすみとして入れたり、準備としても使います。シンプルな形のものが多いですが、使用頻度もそれなりに多いので要チェック！

Dandasana

20 杖のポーズ（長座）

ダンダ・アーサナ

Level ★★ ☆ ☆ ☆

両脚を伸ばして座るこのポーズは「長座」とも呼ばれ、座位の基本ポーズになります。背骨を伸ばし骨盤を立たせることがポイント。

POINT　**NG**

背骨を伸ばして骨盤を立てること

このポーズでは、下腹部に力を入れて骨盤を立てることが重要。腰が丸まって骨盤が後傾しないように注意する。

両脚をそろえて前方へ伸ばし骨盤を立てて座る

両脚を伸ばして座り、足裏の4点（P.9）を前方へ押し出す。坐骨で床を押しながら背骨を伸ばし、下腹部に力を入れて骨盤を立てる。

骨盤の上に耳

背骨を伸ばす

坐骨で床を押す

EASY

ブランケットを敷いたり、ひざを曲げてもOK

座ったときに骨盤が立たない場合は、お尻の下にブランケットを敷くか、ひざを曲げて行おう。

21 **Balasana** チャイルドポーズ

バーラ・アーサナ

Level ★ ☆ ☆ ☆ ☆

正座を崩し、床におでこをつけて脱力するおやすみポーズ。気持ち
を落ち着かせるほか、頭、首、肩、腕、腰などの緊張をほぐします。

正座から両手を前に伸ばし
額を床につける

正座になって両ひざを
腰幅より大きめに開く。
上体を前に倒して床に
額をつけ、両腕を前方
へ伸ばして力を抜く。

Variation

リラックスできるポーズを選んで

こぶしをつくり、
上下に重ねて額を
のせたり、腕を脚
の横に置いてもよ
い。一番体がリラッ
クスできる姿勢を
選ぼう。

22 **Supta Balasana** あお向けのチャイルドポーズ

スプタ・バーラ・アーサナ

Level ★ ☆ ☆ ☆ ☆

あお向けになり、ひざを抱えるポーズ。腰をス
トレッチでき、リラックスすることができます。

肩の力を抜き
両肩は床につける

両ひざを抱えて引き寄せる

あお向けになり、両ひざを曲げて体
へ引き寄せる。両手でひざを抱え、
さらに胸のほうへ近づける。

EASY

ストラップで
脚を引き寄せる

両脚を抱えにく
い人は、ストラッ
プをひざの裏に
当て、両手で引
き寄せる。

POINT 首や肩まわりはリラックス

ひざを抱え込むときに
あごが上がると首に
負担をかけるのでNG。
首や肩まわりはリラック
スさせておく。

NG

23 **Advasana** ▷
うつ伏せのポーズ

アドヴァ・アーサナ（バリエーション）　　　　　　Level ★ ☆ ☆ ☆ ☆

うつ伏せになり、顔の下で手を重ねてリラックスするポーズ。うつ伏せ系の基礎ポーズや休憩ポーズにもなります。

うつ伏せになり力を抜く

うつ伏せになり、両手を顔の前で重ね、その上に額をのせて体の力を抜く。

おなかで呼吸

Variation
ひざを開いて横を向く

ひざを外側に開き、顔を横に向けたほうが、リラックスできる人はこのポーズを選んで。

POINT つま先は気持ちよいほうへ向ける

つま先は外側に向けても内側に向けてもOK。股関節の開き具合には個人差があるので、気持ちよいほうを選んで。

24 **Savasana** ▷
屍のポーズ

シャヴァ・アーサナ　　　　　　Level ★ ☆ ☆ ☆ ☆

両足は肩幅

手のひらを上向きに

こぶし1個分空ける →

あお向けになって心身の緊張をほぐすポーズ。リラックス効果が高いので、ほかのポーズで体を動かした後や瞑想のときなどに行います。

あお向けになって
目を閉じ、体の力を抜く

あお向けになり、両足を肩幅程度に開く。腕は軽く広げて手のひらを上に向ける。目を閉じて体の力を抜く。

ひざの下にブランケットを置く

腰痛のある人はブランケットを丸めてひざの下に置くと腰のカーブが適切になるのでおすすめ。

POINT 体の中心軸を意識してまっすぐ保つ

NG

体が曲がると偏ったところに力が入ります。頭から足先まで体の中心軸をまっすぐに保つよう意識して。

自分のペースで
トライ！

初級〜発展の
アーサナ

初心者でも行えるやさしいものから
上級者向けの高度なものまで
アーサナをポジショニング別に紹介。
各ポジショニングで後ろのページにいくほど
難易度が高くなっていくので、
自分のレベルに合わせてセレクトしましょう。

Beginner to
Advanced
Asana

英雄のポーズ I

ヴィーラバドラ・アーサナ I

足を前後に大きく開き、両手を頭上に上げて体側を伸ばすポーズ。このポーズを練習すると胸郭が広がり、深い呼吸ができるようになります。骨盤が横に開きやすいので後ろ脚の太ももを内側へ回し、尾骨を下げながら行いましょう。

ココを意識しよう

Back   Front
- 広背筋
- 腹筋群（体幹）
- **腸腰筋**
- **臀筋群**
- 大腿四頭筋
- ハムストリングス

効果

- 呼吸機能を改善する
- 股関節・肩まわりを柔軟にする
- 下半身を強くする

立位
（立位・膝位）

立位
バランス

腹筋
バランス

アーム
バランス

逆転①

逆転②

側屈

後屈

ねじり

股関節

前屈

25 英雄のポーズI　26 ハイランジ

立位

1 左足を後ろに引き 足先を外側に向ける

山のポーズ（P.22）で立ち、左足を大きく後ろに引いてつま先を45度外側に向ける。両手を腰に当て、骨盤を正面に向ける。

骨盤を
正面へ向ける

両肩を
後ろへ

右ももを
外旋

左ももを
内旋

2 かかとの真上まで 右ひざを曲げる

骨盤を正面に向けたまま、ひざ頭がかかとの真上にくるように右ひざを曲げる。

3 足裏で床を踏みしめ 両手を頭上に上げる

左右の足裏で均等に床を踏みしめながら、両手を頭上に上げる。胸を開き、両腕を後ろに引いて体側をじっくり伸ばしていく。

反対側も同様に行う

体側を伸ばす

尾骨を下げる

ひざを伸ばす

足の外側で
踏みしめる

Variation

26 ハイランジ

ハイランジ

左のつま先を正面に向けて2まで行い、両手を上げながらかかとを持ち上げる。両脚を中心軸に寄せながら左のもも裏を引き上げる。

英雄のポーズⅡ

ヴィーラバドラ・アーサナ Ⅱ

Level ★★ ☆ ☆ ☆

ココを意識しよう

Back　　　　Front

・臀筋群
・大腿四頭筋
・ハムストリングス
・内転筋群

このポーズは下半身の筋肉を強化すると同時に、股関節を開く内転筋も伸ばすことができます。曲げたひざが、足首よりも前に出ないこと、内側に入らないことにも気をつけながら行いましょう。

効果

◉ 下半身を引き締める
◉ 股関節を柔軟にする
◉ 姿勢をよくする

34

（立位・膝位）立位
立位バランス
腹筋バランス
アームバランス
逆転①
逆転②
側屈
後屈
ねじり
股関節
前屈

立位

1 右のつま先を
真横に向ける

両足を大きく左右に開き、右足を90度外側へ開く。このとき、右のかかとの延長上に左足の土踏まずを置く。

つま先は
真横へ

左右の骨盤を
平行に

2 かかとの真上まで
右ひざを曲げる

骨盤を正面に向けたまま、ひざ頭がかかとの真上にくるように右ひざを曲げる。ひざが内側に入らないよう、右足の人さし指と同じ方向に曲げること。

右ももを
外旋

左ももを
内旋

足裏の外側で
床を踏みしめる

27 英雄のポーズⅡ

3 両腕を真横に伸ばし
右手の指先を見る

両腕を肩の高さで真横に開き、目線を右の指先へ向ける。このとき、左足の外側が浮かないよう、しっかりと足裏で床を踏みしめる。

反対側も同様に行う

POINT

**上体を前に
倒さない**

上体と骨盤が前傾しないようにすること。下半身を安定させ、上体を床に対して垂直に保つように意識する。

NG

天を仰ぐ英雄のポーズⅡ

ヴィパリータ・ヴィーラバドラ・アーサナⅡ

Level ★★☆☆☆

ココを意識しよう

Back / **Front**

・広背筋
・**肋間筋群**
・腹斜筋群
・**腹斜筋群**
・臀筋群

効果

◉ 下半身を引き締める
◉ 股関節を柔軟にする
◉ 呼吸を深める

脚力を鍛えつつ、体側を伸ばすポーズです。体の側面にある筋肉群を意識しながら気持ちよく伸ばしていって。伸ばしているほうの体側に吸う息を満たして、呼吸も深めていきましょう。

（立位・膝位） 立位
バランス 立位
腹筋
アーム バランス
逆転①
逆転②
側屈
後屈
ねじり
股関節
前屈

28 天を仰ぐ英雄のポーズⅡ

立位

1 右のつま先を
真横に向ける

両足を大きく左右に開き、右
足を90度外側へ開く。この
とき、右のかかとの延長上に
左足の土踏まずを置く。

つま先は
真横へ

体側を
しっかり伸ばす

右ももを
外旋

左ももを
内旋

足裏で床を
踏みしめる

2 かかとの真上まで
右ひざを曲げる

骨盤を正面に向けたまま、ひざ頭
がかかとの真上にくるように右ひざ
を曲げる。ひざが内側に入らない
よう、右足の人さし指と同じ方向
に曲げること。

3 右腕を頭上に伸ばし
右の体側を伸ばす

右腕を上げ、上体を後ろへ預けて
右の体側を伸ばす。

反対側も同様に行う

POINT ひざを内側に曲げない

体を反らせて体
側を伸ばすには、
下半身の安定が
必要。曲げたひ
ざが、内側や外
側に倒れないよ
うにする。

体側を伸ばすポーズ

ウッティタ・パールシュヴァコーナ・アーサナ

Level ★★☆☆☆

ココを意識しよう

Back　　　　　　Front

- 広背筋
- 腹筋群（体幹）
- 臀筋群
- 大腿四頭筋
- ハムストリングス

前脚全体に大きな負荷がかかることで下半身を強く鍛えるポーズ。後ろの足で強く床を踏みしめることでバランスをとります。後ろの脚から上半身を一直線に保って体側を伸ばしましょう。

効果

- 下半身を強化する
- 腰痛を緩和する
- 股関節を柔軟にする

立位

1 右ひざを曲げ
上体を横に倒す

両足を大きく開いて右のつま先を90度外側へ開く。右ひざをかかとの真上まで曲げ、上体を横に倒す。右の前腕を右ひざの上に置き、上体を起こす。

前腕で
ひざを押し
上体を起こす

つま先は
真横へ

上腕の内側を
後ろに引く

左ももを
内旋

右ももを
外旋

2 左腕を頭の先へ上げ
体側を伸ばす

左腕を頭の先へ体側に添って伸ばす。肩を後ろへ引き、上体を左側へねじるようにして体側を伸ばしていく。目線は斜め上へ。

3 右の指先を床につけ
さらに上体を倒す

右足の外側に右手を置き、上体をさらに倒す。左手を遠くへ伸ばしながら左の足裏で床を踏みしめて体側をじっくり伸ばしていく。

反対側も同様に行う

背骨を伸ばして
上体を上へねじる

すねが
床と垂直

足裏の外側で
床を踏みしめる

Challenge

30 手を後ろで組んで前にダイブするポーズ

パッダ・ハスタ・パールシュヴァコーナ・アーサナ

3から上体を斜め前に倒し、体の後ろで両手を組む。さらに両腕を引き上げ、目線を斜め前に向ける。

椅子のポーズ

ウトゥカタ・アーサナ

Level ★★☆☆☆

足首を強くし、脚の筋肉をバランスよく鍛えることができるポーズ。脊柱起立筋群は、上半身を前傾するほど強化できます。グラつく場合は、両脚を真ん中へ寄せ合い、足裏で床を踏みしめると下半身が安定します。

ココを意識しよう

Back　　　　　Front

- 脊柱起立筋群
- 広背筋
- 腹筋群
- 大腿四頭筋
- ハムストリングス

効果

- 下半身を引き締める
- 肩こりを緩和する
- 腹筋、背筋を鍛える

立位（立位・膝位）

バランス

腹筋

アームバランス

逆転①

逆転②

側屈

後屈

ねじり

股関節

前屈

1 両ひざを曲げて
腰を下ろす

山のポーズ（P.22）で立ち、
両手を腰に当てる。両もも
のつけ根を後ろに引きなが
らひざを曲げる。ひざがつ
ま先よりも大きく前に出な
いよう注意する。

両もものつけ根を
後ろへ引く

両足を
そろえる

背骨を
伸ばす

尾骨を
下ろす

2 両手を上げて
背中をまっすぐに

さらに腰を下ろしながら、
両手を頭上へ伸ばす。尾骨
を下ろし、下腹部を引き締
める。

31 椅子のポーズ　**32** ねじった椅子のポーズ

Challenge

32 ねじった椅子のポーズ
パリヴリッタ・ウトゥカタ・アーサナ

2 から合掌し、上体を左へね
じって右ひじを左ひざの外側に
のせる。胸を親指に近づけるよ
うにして上体を引き上げる。

POINT

股関節が
動いていない

両もものつけ根
を後ろに引く

腰を真下に下ろすだけ
では、ひざに負担がか
かる。両もものつけ根
を後ろに引くことを忘れ
ずに。

NG

三角のポーズ

ウッティタ・トゥリコーナ・アーサナ

Level ★★★☆☆

ヨガの代表的なポーズとして有名な『三角のポーズ』。太ももの裏側にあるハムストリングスという長い筋肉を伸ばし、股関節の柔軟性を高めます。わき腹にある腹斜筋群が強化されるので、ウエストの引き締めに効果的です。

ココを意識しよう

Back　　Front

・僧帽筋
・大胸筋
・**腹筋群**
・大腿四頭筋
・**ハムストリングス**

効果

◉ もも裏を柔軟にする
◉ ウエストを引き締める
◉ 背中や肩のこりを緩和する

立位
バランス

腹筋
バランス

アーム

逆転①

逆転②

側屈

後屈

ねじり

股関節

前屈

立位

1 右のつま先を 90度外側に向ける

両足を大きく左右に開いて立ち、右足を90度外側へ開く。このとき、右のかかとの延長上に左足の土踏まずを置く。

つま先は
真横へ

両腕は床と
平行に

2 両手を 真横に伸ばす

手のひらを下に向けて、両腕を真横に伸ばす。

背骨を伸ばし
上にねじる

左ももを
内旋

右ももを
外旋

足指のつけ根で
踏みしめる

3 上体を右に倒し 右手を床につける

上体を右にゆっくりと倒し、右の指先を床につけ、左手を真上に上げる。右胸を上方へねじって胸を開く。目線は左手の指先へ。

反対側も同様に行う

EASY

手はすねに置いてもOK！

上体を横に倒したときに、床に指先をつけられないときは、すねに手を置いてもよい。

POINT

上体を 前傾させない

NG

3のポーズでは、上体が前傾したり、背中が丸くならないよう、背中を後ろへ引く。

開脚した前屈のポーズ

プラサーリタ・パードッターナ・アーサナ

このポーズでは、ひざ頭をしっかりと上に引き上げることで神経が刺激され、太ももの裏側の筋肉が伸びやすくなります。足を開くほど足裏の重心が外にいきやすいので足裏の4点 (P.9) を意識して行いましょう。

ココを意識しよう

Back　　　　**Front**

・脊柱起立筋群
・大腿四頭筋
・**ハムストリングス**
・内転筋群

効果

● 下半身を引き締める
● 消化機能を高める
● 血行促進

立位
（立位・膝位）

立位
バランス

腹筋

アーム
バランス

逆転①

逆転②

側屈

後屈

ねじり

股関節

前屈

1 両足を大きく開き
両手を腰に当てる

両足を大きく左右に開いて
立ち、両手を腰に当てる。
骨盤は正面に向ける。

2 上体を前に倒し
指先を床につける

足裏でしっかりと床を踏みながら上体
をゆっくり前に倒し、指先を床につけ
る。さらに両ひじを横に開き、頭頂部
を床に近づける。

背骨を長く

ひじを横に
開く

つま先を
正面へ向ける

Side

脚は床に対して
垂直に保つ

Variation

36 開脚した前屈のポーズ（手を後ろで組む）

プラサーリタ・パードッターナ・アーサナ（手を後ろで組む）

1 から両手を後ろで組み、
足裏でしっかりと床を踏
みながら上体を前に倒す。
さらに両腕を腰から離し
ながら前屈を深める。

35 開脚した前屈のポーズ（手足が一直線上）

プラサーリタ・パードッターナ・アーサナ（手足が一直線上）

1 からゆっくりと上体を前
に倒し、両手を左右の足
の間に置く。両ひじを後
方へ曲げてさらに前屈し、
頭頂部を床に近づける。

Side

ローランジ

ローランジ

脚がむくんだりしているときにおすすめなのが『ローランジ』。このポーズでは、前脚のほうの下半身の筋肉を強化することができます。下半身の血液やリンパの流れがよくなるので、脚の疲れがとれ、むくみが緩和されます。

ココを意識しよう

Back   Front

・大腿四頭筋
・ハムストリングス
・下腿三頭筋

効果

◉ 股関節を柔軟にする
◉ 脚を引き締める
◉ 脚のむくみを緩和する

立位
（立位・膝位）

立位
バランス

腹筋

アーム
バランス

逆転し

逆転②

前屈

後屈

ねじり

股関節

前屈

37
ローランジ

立位

1 上体を前に倒して
指先を床につける

山のポーズ（P.22）で立ち、
上体を前に倒して両手の指
先を床につける。足裏で床
を踏みしめながら指先で床
を押し、背骨を長く伸ばす。

背骨を
長く伸ばす

手は足よりも
前につける

2 左足を大きく引き
体を前後に伸ばす

右ひざを曲げながら左足を
大きく後ろに引いてつま先
を床につける。頭頂部を前
方へ、左のかかとを後方へ
押し出すようにして体を前
後に伸ばす。

反対側も同様に行う

ひざはかかとの
真上に

骨盤から
前後に伸ばす

かかとを後方
へ押し出す

肩の真下に
手をつく

POINT

**後ろ脚のもも裏
を引き上げる**

後ろの脚は、ももを内
側に回しながら引き上げ、
かかとを押し出す。そうす
ることで、脚全体の筋肉
を強化できる。

OK

NG

ねじった三角のポーズ

パリヴリッタ・トゥリコーナ・アーサナ　　　　　Level ★★★ ☆ ☆

このポーズは、ハムストリングスを強く伸ばしながらねじりを深め
ます。前脚のひざをロック（過伸展）しないよう注意して。下ろし
た手が床につかない場合はブロックを活用してもOK。

ココを意識しよう

Back　　　　　　　　　　Front

・脊柱起立筋群
・大胸筋
・腹筋群
・大腿四頭筋
・**ハムストリングス**

効果

◉ ウエストを引き締める
◉ 内臓の機能を高める
◉ 下半身を強くする

立位（立位・膝位）
バランス
腹筋
アームバランス
逆転①
逆転②
側屈
後屈
ねじり
股関節
前屈

38 ねじった三角のポーズ　39 強く前屈するポーズ

1 右足を後ろに引き足先を外側に向ける

山のポーズ（P.22）で立ち、右足を大きく後ろに引いて両手を腰に当てる。右のつま先を45度外側に向け、ももを内側に回して骨盤を正面に向ける。

骨盤を正面へ向ける

右ももを内旋

右ももを内旋

ひざ頭を引き上げる

つま先を45度外側へ

2 上体を前に倒し指先を床につける

背骨を伸ばしながら上体を前に倒し、肩の真下で指先を床につける。右の足裏の外側で床を踏みしめ、左足はかかとよりも足指のつけ根に重心を多くのせる。

ウエストからねじる

左右の腰骨を水平に保つ

3 ウエストをねじり左腕を上に伸ばす

右手の指先を左足の外側につけて床を押し、上体をウエストから左側へねじって左腕を上に伸ばす。

反対側も同様に行う

Challenge

39 強く前屈するポーズ

パールシュヴォッターナ・アーサナ

1から背中で合掌し、上体を前へ倒す。背中で合掌できない場合は、片方の手首をつかむだけでもOK。

背中で合掌する

ハイランジ（合掌ねじり）

ハイランジ（合掌ねじり）　　　　　　　　　　　　　　Level ★★★☆☆

足を前に踏み込む体勢から合掌してウエストをねじるポーズ。下の腕で太ももを押しながらねじることで僧帽筋を強化。グラつく場合は、前後の脚を中心へ寄せ合うと重心が安定します。

ココを意識しよう

Back　　　　　Front

・僧帽筋
・腹斜筋群
・大腿四頭筋
・ハムストリングス

効果

⦿ 脚、二の腕を引き締める
⦿ 内臓の機能を高める
⦿ 下半身を強くする

立位・膝位

立位
バランス

腹筋

アーム
バランス

逆転①

逆転②

側屈

後屈

ねじり

股関節

前屈

立位

1 左足を前に出し
かかとをひざの下へ

両手、両ひざを床につける。
両手の間に左足を踏み込み、
かかとをひざの真下に置く。

手のひらで押し合い
上半身を引き上げる

2 合掌し、腕で左ももを押し
上体をねじる

右の上腕を左ももの上に置き、
合掌する。右腕で左ももを押し
ながら上体を左側へねじる。両
手を押し合いながら、上体を引
き上げていく。

右ももを
引き上げる

3 右ももを引き上げて
ひざを伸ばす

右ももを引き上げ、ひざを
まっすぐに伸ばす。胸を両
手の親指に近づけるように
して上体を引き上げる。

反対側も同様に行う

Challenge

41 ねじって体側を伸ばすポーズ

パリヴリッタ・パールシュヴァコーナ・アーサナ

3から左足の外
側に右手をつき、
左手を頭の先へ
体側の延長上に
伸ばしていく。

POINT　OK

上体を引き上げる

3のポーズでは、上体
を沈めないようにするこ
と。胸の中心を親指に
近づけるようにして
上体を引き上げていく
のがポイント。

NG

手を後ろで組んだ体側を伸ばすポーズ

バッダ・パールシュヴァコーナ・アーサナ

『体側を伸ばすポーズ』(P.38) のバリエーションです。このポーズでは、ねじりを深めるほど上の大胸筋が伸ばされ、胸が開いていきます。手を組むことがむずかしい場合は、ストラップを使って。

ココを意識しよう

Back   Front

- ・僧帽筋
- ・大胸筋
- **・腹斜筋群**
- ・大腿四頭筋
- ・ハムストリングス

効果

- ◉ 下半身を引き締める
- ◉ 股関節を柔軟にする
- ◉ 背中や肩のこりを緩和する

左側のナビゲーション（縦書き）:
立位（立位・膝位）／立位バランス／腹筋／アームバランス／逆転①／逆転②／側屈／後屈／ねじり／股関節／前屈

43 手を後ろで組んだ三角のポーズ
42 手を後ろで組んだ体側を伸ばすポーズ

1 右ひざを曲げ 上体を横に倒す

両足を大きく開き、右のつま先を90度外側へ向ける。右ひざをかかとの真上まで曲げ、上体を横に倒す。右の前腕を右ひざの上に置き、上体を起こす。

腕でひざを押して上体を起こす

つま先を真横へ向ける

左腕を背中に回す

2 右手を右足の内側に置き 左腕は背中に回す

背骨をまっすぐに保ちながら右手を右足の内側に置き、上体をさらに倒して、左腕は背中に回す。

肩を後ろへ引き上体を上にねじる

下の手で上の手首をつかむ

ストラップを使ってもOK

3 後ろで手首をつかみ 胸を上方向へねじる

右手を脚の下から後ろに回して左手を持ち、胸を天井に向かってねじる。左足の外側が浮かないよう足裏で床を踏みしめる。

足裏で床を踏みしめる

反対側も同様に行う

Challenge

43 手を後ろで組んだ三角のポーズ

バッダ・トゥリコーナ・アーサナ

3から足指のつけ根で床を踏みしめながら右ひざを伸ばす。右ももを外旋し、背骨を足先に向かって伸ばし、上体を後方へもたれるようにする。

POINT 上体を前に倒さない

NG

3では上体が前に倒れないよう注意。左の肩を後ろに引き、下側の胸を天井へ向けるようにねじって。

53

手を後ろで組んだねじって体側を伸ばすポーズ（ヒールアップ）

バッダ・パリヴリッタ・パールシュヴァコーナ・アーサナ（ヒールアップ）　　　Level ★★★☆

『手を後ろで組んだ体側を伸ばすポーズ』（P.52）にねじりを加え、
かかとを上げるバージョン。脚力を強化しながらバランスをとり、
深くねじるポーズです。まずは、ストラップを使って練習し、慣れ
たらストラップを使わずに挑戦してみましょう。

ココを意識しよう

Back　　　　　　Front

・僧帽筋
・腹斜筋群
・大腿四頭筋
・ハムストリングス

効果

◉ 下半身を引き締める
◉ ウエストを引き締める
◉ 背中や肩のこりを緩和する

54

立位
（立位・膝位）

立位

バランス

腹筋

アームバランス

逆転①

逆転②

側屈

後屈

ねじり

股関節

前屈

立位

右腕でひざを押して
ねじる

1 右ひじを左ひざへかけて 上体を左へねじる

両手、両ひざを床につけ、左足を
前に出してひざの真下にかかとを置
く。上体を起こし、右ひじを左の
ひざにのせる。右腕で左ひざを押
しながら胸を引き上げる。

肩を後ろへ引く

背中で両手を
組む

2 右腕を脚の下から後ろへ回し 左腕を背中に回す

右腕を内側に回しながら脚の下に
くぐらせて後ろに回す。左腕も内側
に回しながら背中に回し、右手で
左手をつかむ。

下の手で上の
手首をつかむ

ストラップを
使ってもOK

右ももを
引き上げる

かかとを
押し出す

3 右ももを持ち上げて かかとを後方へ押し出す

右ももを持ち上げてひざを伸ばし、
かかとを後方へ押し出す。胸を天
井へ向けてねじり、前後に伸びる。

反対側も同様に行う

Challenge

46 手を後ろで組んだねじって体側を伸ばすポーズ

バッダ・パリヴリッタ・パールシュヴァコーナ・アーサナ

3から後ろ足の
かかとを床につ
け、前脚側の坐
骨を後ろ足のか
かとに向ける。

かかとを
床につける

45 手を後ろで組んだねじった三角のポーズ

バッダ・パリヴリッタ・トゥリコーナ・アーサナ

3から前のひ
ざをゆっくり
伸ばす。左右
の足裏で床を
踏みしめる。

ひざを
伸ばす

木のポーズ

ヴリクシャ・アーサナ

腕を頭上に向かって元気に伸ばす
ほど、広背筋が伸びていくポーズ。
バランス系のアーサナは、体幹（腹
筋群）の安定がグラつかない秘訣
です。両腕を伸ばす完成ポーズで
体がグラつく人は、手を合掌した
状態でキープしても OK。

ココを意識しよう

Back　　　　　　　Front

・広背筋
・腹筋群（体幹）
・臀筋群
・大腿四頭筋
・ハムストリングス

効果

⦿ 下半身を引き締める
⦿ バランス感覚の向上
⦿ 集中力を高める

立位・座位 バランス
立位バランス
腹筋バランス
アームバランス
逆転①
逆転②
側屈
後屈
ねじり
股関節
前屈

立位バランス

1 左足に重心を移し 右足裏を内ももに当てる

両足をそろえて立った姿勢から、両手を腰に当てる。左足に重心を移し、右手で右足をつかんで足裏を左もも内側に当て、足裏と内ももで押し合う。

足裏を内ももに当てる

ひざを斜め下に押し出す

足裏と内ももで押し合う

骨盤から上下に伸びる

2 胸の前で合掌し 右ひざを外側に向ける

胸の前で両手を合わせ、右ひざを外側に向けて斜め下に押し出す。左の足裏で床を踏みしめて胸を引き上げ、体を上下に伸ばす。

下腹部に力を入れ体を安定させる

3 体を安定させ 両手を頭上へ伸ばす

下腹部に力を入れて体を安定させながら、両手を頭上へ伸ばす。

反対側も同様に行う

Challenge

48 半蓮華座の前屈のポーズ

アルダ・バッダ・パドモッターナ・アーサナ

2から右足の甲を左もものつけ根に当てる。右足の指先を左ももに向かって押しながら前屈する。

Side

POINT

NG

軸足のももの内側で足裏を押す

2で骨盤が外側に押し出されないよう注意。足裏と内ももの力を拮抗させて押し合うとお尻の筋肉を強化できる。

鷲のポーズ
わし

ガルダ・アーサナ

両腕と両脚を絡めて片脚でバランスをとるポーズ。脚全体の筋肉がバランスよく使われるので、脚やせ効果が期待できます。また、肩甲骨まわりや背中の筋肉がストレッチされるので、それらのこりも改善します。

ココを意識しよう

Back　　Front

・僧帽筋
・広背筋
・大腿四頭筋
・ハムストリングス

効果

◉ 肩や背中のこりを緩和する
◉ 脚を引き締める
◉ 集中力を高める

立位・倒立 バランス
立位
バランス
腰腕 バランス
アーム バランス
逆転①
逆転②
側屈
後屈
ねじり
股関節
前屈

立位バランス

1 **両足をそろえて
ひざを軽く曲げる**

両足をそろえて立ち、両手を腰に
当てる。両もものつけ根を後ろに引
きながら、両ひざを軽く曲げる。

両ももの
つけ根を
後ろに引く

両ひざを
軽く曲げる

2 **左脚に重心を移動し
右脚を絡ませる**

左足に重心を移し、右脚を
左脚へ絡ませる。つま先を
ふくらはぎにかけ、脚を力
強く絡める。

つま先を
強く絡める

3 **両腕を前方に伸ばし
クロスさせる**

下半身を安定させたまま、
両腕を前方に伸ばし、左腕
を上にしてクロスさせる。

両腕を
顔から離す

両腕を深く
クロスする

両もものつけ根を
後ろへ引く

4 **前腕を立てて
手のひらを合わせる**

両ひじを曲げて左右の腕を
絡ませ、手のひらを合わせ
る。背骨を長く伸ばし、両
もものつけ根を後ろに引い
てひざを軽く曲げる。

反対側も同様に行う

EASY

**両手の甲を
合わせてもよい**

両手は、手の甲を
合わせるだけでも
OK。脚が絡みに
くい人はブロック
などの上に足を置
くとバランスがと
りやすくなる。

半月のポーズ

アルダ・チャンドラ・アーサナ   Level ★★★☆

軸足を強化すると同時に、軸足のハムストリングスや内転筋群を
伸ばすポーズです。軸足で体を支えながら、後ろへ伸ばした脚の
筋肉も働かせ、バランスがとれるところを見つけていきましょう。

ココを意識しよう

Back   Front

- 腹筋群（体幹）
- 臀筋群
- 大腿四頭筋
- ハムストリングス
- 内転筋群

効果

- 下半身を引き締める
- 集中力を高める
- 姿勢を整える

立位（並・静止）バランス
立位バランス
腰筋
アームバランス
逆転①
逆転②
側屈
後屈
ねじり
股関節
前屈

1 三角のポーズになる

三角のポーズ（P.42）になる。

2 右のつま先の
斜め前へ右手をつく

左手を腰に当てて目線を下に向
け、右足に重心を移しながら
ひざを曲げる。右のつま先から
40～50cmほど斜め右前の床
に右手の指先を置く。

右足に重心を
移動する

右足の40～50cm
（体側の長さ分）
斜め前へ手をつく

3 床と平行に
左脚を上げる

右手の指先と右足で床を押し、左
脚を床と水平に上げる。頭頂部を
前方へ、かかとを後方へ伸ばすよ
うにして体を前後に伸ばす。

かかとを
押し出す

4 左腕を上に伸ばし
胸を開く

左腕を上へ伸ばして胸を開く。目
線は左の指先に向ける。

反対側も同様に行う

胸を開く

後ろ脚全体に
力を入れる

Challenge

51 半月の弓のポーズ

アルダ・チャンドラ・チャパ・アーサナ

4から上の脚の
ひざを後方へ曲
げ、左手で足の
甲をつかむ。足
の甲で手を後ろ
へ引く。

英雄のポーズIII

ヴィーラバドラ・アーサナIII

Level ★★★☆

T字バランスとも呼ばれるポーズ。腹筋群（体幹）と軸足側の臀
筋群を意識して使うことが、バランスをとるコツです。下半身が引
き締まり、姿勢をよくする効果が期待できます。

ココを意識しよう

Back　　　　　　　　　　Front

- 脊柱起立筋群
- 腹筋群（体幹）
- 臀筋群
- ハムストリングス
- ハムストリングス

効果

- 下半身を引き締める
- 姿勢を整える
- 集中力を高める

2 上体を前へ倒し
左脚を後ろへ上げる

上体を前に倒し、右足へ重
心を移動し、左脚に力を入
れたまま後方へ上げる。

1 両ひざを軽く曲げ
腰を下ろす

山のポーズ（P.22）で立ち、
両手を腰に当てる。両もも
のつけ根を後ろへ引きなが
ら両ひざを軽く曲げる。

両もものつけ根を
後ろに引く

3 上体と左脚を
床と平行にする

右足で床を踏みしめながら、左脚
を床と平行に上げ、かかとを後方
へ押し出す。上体も床と平行にな
るように前傾させる。

かかとを後方へ
押し出す

両腕を力強く
前へ伸ばす

足裏4点で
踏みしめる

かかとを
押す

4 両手を前方へ伸ばし
体を前後に伸ばす

両腕を前に伸ばし、頭頂部
を前方へ、かかとを後方へ
伸ばすようにして体を前後
に伸ばす。右足は床を踏み
しめてバランスをとる。

反対側も同様に行う

足裏で床を
踏みしめる

Variation

53 英雄のポーズⅢ（鷲のポーズの腕）

ヴィーラバドラ・アーサナⅢ（鷲のポーズの腕）

3から左腕を上
にして両腕をク
ロスし、腕を絡
ませる。可能で
あれば手のひら
を合わせる。

立位・臥位
立位・臥位
バランス
立位
バランス
腰筋
バランス
アーム
バランス
逆転①
逆転②
側屈
後屈
ねじり
股関節
前屈

52 英雄のポーズⅢ 53 英雄のポーズⅢ（鷲のポーズの腕）

片脚を上げた前屈のポーズ

ウールドヴァ・プラサーリタ・エーカパーダ・アーサナ

Level ★★★

片脚立ちで前屈し、もう一方の脚を
高く上げるポーズ。軸足の臀筋群と
ハムストリングスが強化されると同
時にストレッチされます。頭頂部を
下げるので、全身の血流や下半身
のリンパの流れもよくなります。

ココを意識しよう

Back　　　　　　Front

- ・臀筋群
- ・大腿四頭筋
- **・ハムストリングス**
- ・ハムストリングス

効果

- ◉ 下半身を引き締める
- ◉ 脚のむくみを緩和する
- ◉ 集中力を高める

立位
立位・神伏

バランス

立位
バランス

腰痛

アーム
バランス

逆転①

逆転②

側屈

後屈

ねじり

股関節

前屈

立位バランス

脚全体に
力を入れる

左ももを
内旋

背骨を
長く伸ばす

脚全体で
床を踏みしめる

3 左脚をできるだけ
高く上げる

左ももを内側に回して安定
させながら左脚を上げてい
く。右足は床を踏みしめ、
左脚はできるだけ高く上へ
伸ばす。目線は後方へ。

反対側も同様に行う

2 上体を前に倒し
指先を床につける

上体を前に倒し、両手の指
先を床につけ、背骨を長く
伸ばす。

1 両足を
腰幅に開いて立つ

山のポーズ（P.22）で立つ。

POINT

**ももは
内側に回す**

ももが外側に開くと
伸びるべき筋肉が伸
ばせない。脚を上げ
るときはももを内側
に回すこと。

OK

NG

踊るシヴァ神のポーズ（簡易版）

ナタラージャ・アーサナ   Level ★★★

ココを意識しよう

Back   Front

・脊柱起立筋群
・**腸腰筋**
・臀筋群
・大腿四頭筋
・ハムストリングス

軸足側の臀筋群を強化しながら、股関節を柔軟にするポーズ。シヴァ神は、ヨガや踊りを伝えたとされるインドの神様です。宇宙はシヴァ神のダンスによって支えられていると言われています。

効果

◦ 下半身を引き締める
◦ 集中力アップ
◦ 姿勢を整える

尾骨を下ろす

足を後ろに
引きながら
上体を前へ倒す

足の甲を
つかむ

2 左足を後ろに引き上体を前傾させる

右の足裏で床を踏みしめ、左足を後ろに引き上げながら上体を前に倒していく。

1 左脚を後方へ曲げ左手で足先をつかむ

足をそろえて立ち、右手を腰に当てる。右足に重心を移動させて左ひざを曲げ、左手で足の甲をつかむ。左のかかとを左の坐骨に近づけ、ももの前側を伸ばす。

腕を前方へ
伸ばす

足の甲で
手を後ろへ引く

左胸を前へ
右肩を後ろへ

左ももを
内旋

3 左足を引き上げ右手を前方へ伸ばす

左足の甲で右手を後ろに引きながら、右腕を前方へ伸ばす。左ももは内側に回し、ひざを下に向ける。

反対側も同様に行う

Challenge

57 踊るシヴァ神のポーズ（頭上から両手で足を持つ）

ナタラージャ・アーサナ（頭上から両手で足を持つ）

2で左のつま先をつかみ、左ひじを前へ向けながら上腕を外に回す。右腕を上から後ろへ曲げて左足をつかみ、左腕をたどりながら左足をつかむ。

56 踊るシヴァ神のポーズ（ストラップ）

ナタラージャ・アーサナ（ストラップ）

2でストラップを左足首の甲にかけて両手で持つ。両腕を外に回し、左足を後ろに引く力で両腕を後ろへ引く。

ねじった半月のポーズ

パリヴリッタ・アルダ・チャンドラ・アーサナ

Level ★★★★

『半月のポーズ』(P.60) にねじりを加えたポーズです。ねじりの
要素があることで、半月のポーズよりもレベルがアップ！　同時に
全身の筋肉が活性化します。

ココを意識しよう

Back　　　　　　　　　　Front

・僧帽筋
・腹斜筋群
・臀筋群
・大腿四頭筋
・ハムストリングス

効果

- 下半身とウエストを
  引き締める
- 内臓機能を高める
- 集中力を高める

1 両手を床に下ろし前を見る

山のポーズ（P.22）で立ち、太もものつけ根から上体を前に倒して前屈する。指先を床につけ、上体を少し起こして背骨を長く伸ばして、前を見る。

2 左足に重心を移し右足を後方へ上げる

左足に重心を移動させ、右足を後方へ上げる。このとき骨盤が開かないよう、右ももを内側に回しながら足を上げていく。

右ももを内旋

骨盤は床と平行

かかとを後ろへ押し出す

右胸を上に向ける

3 骨盤を安定させたまま上体を左へねじる

左手を腰に当て、骨盤を安定させたまま、上体を左側へねじる。右足はかかとを後方へ押し出す。

腕を上へ伸ばす

前後に長く伸びる

4 左手を上げて目線を指先に向ける

左手を上へ伸ばし、目線を左の指先に向ける。頭頂部を前方へ、かかとを後方へ押し出すようにして体を前後に伸ばす。

反対側も同様に行う

Variation

59 ねじった半月の弓のポーズ

パリヴリッタ・アルダ・チャンドラ・チャパ・アーサナ

4 から右ひざを曲げ、左手で足の甲をつかむ。足の甲で手を引く。

ねじって手で足をつかむポーズ

パリヴリッタ・ハスタ・パーダーングシュタ・アーサナ　　　**Level ★★★★**

片脚で立ち、上げた足を反対側の手でつかむポーズです。この
ポーズは、背骨を伸ばしつつ、上半身をねじるので、姿勢を整え
る、内臓機能を高めるといった効果があります。

ココを意識しよう

Back　　　　　　Front

- 僧帽筋
- 腹斜筋群
- **臀筋群**
- 大腿四頭筋
- **ハムストリングス**

効果

- ウエストを引き締める
- 姿勢を整える
- 下半身を強くする

立位バランス

1 左脚を引き上げ 右手で左足の甲を持つ

山のポーズ（P.22）で立ち、右足に重心を移して左脚を上げる。右手で左足の甲を外側からつかみ、ひざを胸に近づける。

胸を上に ↑

足裏を前へ ← 手は後ろへ →

2 左脚を前方へ伸ばし 手と足で押し合う

左脚を前方へ伸ばし、手と足裏で押し合う。軸足の裏で踏みしめ、胸を高く上げる。

- - - - - →

ウエストからねじる

尾骨を下ろす

3 左腕を後方へ開き 上体をねじっていく

左腕を肩の高さで後方へ開きながら、上体をねじっていく。目線は左手の指先へ。

反対側も同様に行う

EASY

ひざを 曲げて行う

2で左脚を伸ばしにくい場合は、ひざを曲げて行ってもOK。

60 ねじって手で足をつかむポーズ

立位・臥位 立位 バランス 立位 バランス 腹筋 アーム バランス 逆転① 逆転② 側屈 後屈 ねじり 股関節 前屈

手で足をつかむポーズ（横に開く）

ウッティタ・ハスタ・パーダーングシュタ・アーサナ（横に開く） **Level ★★★★**

片脚で立ち、もう一方の脚を上げて横に開くポーズ。体を
上下に伸ばす感覚をつかんで、うまくバランスをとりながら、
股関節の柔軟性を高めていきましょう。

ココを意識しよう

Back　　　　Front

- 腹筋群（体幹）
- 臀筋群
- 大腿四頭筋
- ハムストリングス
- 内転筋群

効果

- ◉ 下半身を引き締める
- ◉ バランス感覚の向上
- ◉ 集中力を高める

立位・膝位・バランス
立位 バランス
腹筋 バランス
アーム バランス
逆転①
逆転②
側屈
後屈
ねじり
股関節
前屈

1 右脚を引き上げ 右手で右足の甲を持つ

山のポーズ（P.22）で立ち、左足に重心を移して右脚を上げる。右手で右足の甲を外側からつかみ、ひざを胸に近づける。

2 右脚を前方へ伸ばし 手と足で押し合う

右脚を前方へ伸ばし、手と足裏で押し合う。

足裏を
外側から
つかむ

手と足裏で
押し合う

胸を上に

右ももを
外旋

3 右脚を横に開き 左手を頭上に上げる

骨盤を安定させたまま、右脚を横に開いて左腕を頭上に伸ばす。上体は頭頂部へ伸ばし、左脚は下に伸ばして足裏で床を踏みしめる。

反対側も同様に行う

足裏で
床を踏み
しめる

Challenge

62 立った歩幅のポーズ

ウッティタ・トゥリヴィクラマ・アーサナ

3 から、右足を両手でつかみ、さらに頭のほうへ引き寄せる。

極楽鳥のポーズ

スヴァルガ・ドゥヴィジャ・アーサナ　　　　　　Level ★★★☆

柔軟性とバランス力の両方を必要とする上級者向けのポーズです。上に伸ばす
ほうの脚は、できる範囲の高さに上げればOK。猫背にならないよう、背骨を
伸ばして胸を開くことを意識しましょう。

ココを意識しよう

Back　　　　　　　　　　　　　　　Front

・腹筋群（体幹）
・臀筋群
・大腿四頭筋
・ハムストリングス
・内転筋群

効果

◉ 股関節の柔軟性を高める
◉ バランス感覚の向上
◉ 姿勢を整える

立位（立位・膝位）
バランス
立位
バランス
腹筋
バランス
アーム
逆転①
逆転②
側屈
後屈
ねじり
股関節
前屈

1 右腕を脚の後ろから
回して左手首を持つ

山のポーズ（P.22）で立ち、
上体を前に倒す。左腕を背
中に回し、右腕は右脚の後
ろから背中に回して左の手
首を持つ。

右腕を右脚の後ろから
回して手首をつかむ

2 左足に重心を移し
上体を起こす

左足に重心を移動させて足
裏で床を踏みしめ、ゆっく
りと上体を起こしていく。

かかとを
上げる

ゆっくり上体を
起こす

背骨を
伸ばす

右ももを外旋し
脚を伸ばす

Variation

64 片脚立ちの花輪のポーズ

エーカ・パーダ・マーラー・アーサナ

山のポーズ（P.22）で立
ち、右ひざを曲げて胸の
ほうに持ち上げ、両腕で
抱える。右腕を右ひざの
外側から回し、後ろに回
した左手をつかむ。

3 右ももを外側へ回しながら
右ひざを伸ばす

背骨を長く伸ばし、左の足
裏で床を踏みしめる。右も
もを外側へ回しながら右ひ
ざを伸ばしていく。

反対側も同様に行う

軸足で
床を踏み
しめる

三日月のポーズ

アンジャネーヤ・アーサナ　　　　　　　　　▶ Level ★ ★ ☆ ☆ ☆

股関節を前後に開き、両手を頭上に伸ばすポーズ。上体を反らすのではなく、
背骨を伸ばすようにして、胸からおなかの前面、太もものつけ根までを気持ち
よくストレッチしましょう。

ココを意識しよう

Back　　　　　　　**Front**

- 広背筋
- 大胸筋
- **腸腰筋**
- 大腿四頭筋
- ハムストリングス

効果

- 股関節を柔軟にする
- 肩関節を柔軟にする
- 脚を引き締める

1 両手と両ひざを
床につける

両手、両ひざを床につける。
手は肩の下に置き、ひざは
骨盤の下に置く。

2 右脚を
大きく前に踏み出す

両手の指先を立て、右足を
大きく前に踏み出して、か
かとをひざの真下に置く。

3 上体を起こし
両腕を上に伸ばす

上体を起こし、両腕を上に
伸ばしながら胸を開く。尾
骨を下ろし、下腹部に力を
入れる。

反対側も同様に行う

体側を
長く保つ

尾骨を
下ろす

Variation

66 謙虚な戦士のポーズ
シーラングシュタ・アーサナ

1 1から右足を右手の外側に
踏み出し、両ひじを肩の真
下につける。

2 左のかかとを後方へ押し出
しながら左ひざを床から引
き上げる。

ひざを引き上げる

半分の猿神のポーズ

アルダ・ハヌマーン・アーサナ

『猿神のポーズ』（P.170）の簡単バージョン。このポーズでは、前脚のハムストリングスをストレッチすることができます。後ろ脚のひざが床に当たって気になる場合は、ひざの下にブランケットやクッションを敷きましょう。

ココを意識しよう

Back　　　　　Front

・脊柱起立筋群
・ハムストリングス

効果

◉ もも裏を柔軟にする
◉ 姿勢を整える
◉ 脚のむくみを緩和する

〈立位・膝位〉バランス

立位
バランス

腹筋

アーム
バランス

逆転①

逆転②

側屈

後屈

ねじり

股関節

前屈

67 半分の猿神のポーズ

膝位

1 両手と両ひざを
床につける

両手、両ひざを床につける。
手は肩の下に置き、ひざは
骨盤の下に置く。

2 右足を
前に踏み出す

両手の指先を立て、右足を
大きく前に踏み出す。

3 左のひざとつま先を
後方へ少しずらす

左ひざとつま先を後方へ少
しずつずらし、右足のかか
とから左ひざまでの間隔を
少し開ける。

背骨を長く保つ

かかとで
床を押す

ひざとつま先を
後ろへずらす

4 右足を前に出して
背骨を長く伸ばす

右脚を前へ伸ばしてつま先
を立て、左ひざの上に骨盤
がくるところまで腰を後ろに
引く。背骨は長く伸ばす。

反対側も同様に行う

POINT **NG**

背中が丸まらない
ようにする

4では、背骨を長く保
つことがポイント。背
中が丸まらないように
注意する。

1つ足の鳩王のポーズⅠ（準備・前屈）

エーカ・パーダ・ラージャ・カポタ・アーサナⅠ（前屈）　　　　　Level ★★ ☆☆☆

　　股関節を柔軟にして可動域を広げるのに効果的なポーズです。ストレッチされ
　　るのは、前脚側の臀筋群と股関節を外旋させるときに働く深層外旋六筋。こ
　　のポーズは、蓮華座などの姿勢で瞑想を行うための準備としても役立ちます。

ココを意識しよう

Back　　　　　　　　Front

・**臀筋群**
・深層外旋六筋

効果

◉ 股関節を柔軟にする
◉ お尻を柔軟にする
◉ 神経系を鎮める

膝位

1 両手と両ひざを床につける

両手、両ひざを床につける。手は肩の下に置き、ひざは骨盤の下に置く。

2 右足を前に出しひざを外側に開く

右足を前に出し、ひざを外側に開いて床につける。左脚は後ろへ伸ばす。このとき、骨盤が開かないよう左ももを内側に回しながら伸ばしていく。

ひざを外側へ開く

つま先を引き上げる

左ももを内旋

3 背骨を伸ばしながら上体を前に倒す

両手を前方に伸ばして背骨を長く保ちながら、上体を前へ倒していく。

反対側も同様に行う

左ももの前側に体重をのせる

Challenge

69 1つ足の鳩王のポーズⅠ（準備・前屈＋ねじり）

エーカ・パーダ・ラージャ・カポタ・アーサナⅠ（前屈＋ねじり）

1 3から、右ひじを床につき、合掌して上体を左側へねじる。ひじで床を押しながら上体を引き上げる。

2 いったん上体を元に戻し、今度は右側へねじる。ひじで床を押しながら上体を引き上げる。

らくだのポーズ

ウシュトラ・アーサナ

Level ★★★☆

上半身を後屈させ、胸を開くポーズ。ポイントは、尾骨を下ろし、下腹を引き締めながら、体側と首を長くするようなイメージで上に伸ばしていくことです。

ココを意識しよう

Back　　　　　　Front

・大胸筋
・腹筋群（体幹）
・**腸腰筋**
・大臀筋
・ハムストリングス

効果

◉ 姿勢を整える
◉ 下半身を引き締める
◉ 呼吸機能を高める

（立位・膝位）

立位
バランス

立位

腹筋

アーム
バランス

逆転①

逆転②

側屈

後屈

ねじり

股関節

前屈

1 ひざ立ちになり
両足のつま先を立てる

金剛座（P.18）から、ひざ
立ちになる。両ひざは腰幅
程度に開き、両足のつま先
を立てる。

ひざは腰幅

胸を開く

上腕を外旋

2 上腕を外に回し
胸を開く

両腕を外側に回し、肩甲骨
を寄せて胸を開く。顔は斜
め上へ向ける。

首を長く保つ

下腹部を
引き締める

尾骨を
下ろす

3 手でかかとをつかみ
胸を上に引き上げる

右手で右のかかとを持ち、
左手で左のかかとを持つ。
胸とおなかを引き上げ、目
線を上へ向ける。尾骨を下
ろして下腹部を引き締める。

骨盤はひざの真上に

Challenge

72 らくだのポーズ（片手を伸ばす）

エーカ・ハスタ・ウシュトラ・アーサナ

3から、右手を
後方へ伸ばす。
下腹部を引き締
め、背骨を後ろ
へ伸ばす。反対
側も同様に。

71 らくだのポーズ（片手で足をつかむ）

ウシュトラ・アーサナ＋エーカ・パーダ・ベーカ・アーサナ

3から、左足を
上げ、手で足の
甲を持ち、かか
とを坐骨に近づ
ける。反対側も
同様に。

マーメイドのポーズ I

マーメイド I Level ★★★★

片ひざを曲げて座り、もう片方の足を腕にかけるポーズ。胸と股関節周辺の筋肉がストレッチされます。腕にかけている足の力に引っ張られて上半身が横に向きがちですが、体は正面に向けましょう。

ココを意識しよう

Back　　　Front

- 僧帽筋
- 脊柱起立筋群
- 大胸筋
- 腹斜筋群
- 腸腰筋

効果

- 股関節を柔軟性にする
- 呼吸機能を高める
- 姿勢を整える

バランス
護筋
バランス
アーム
逆転①
逆転②
側屈
後屈
ねじり
股関節
前屈

膝位

2 右足を前に踏み込み
ひざを外側に開く

右足を前に出し、ひざを外
側に開いて床につける。左
脚は後ろへ伸ばす。骨盤が
開かないよう左ももを内側
に回しながら伸ばす。

つま先を前方へ向ける　　左ももを内旋

1 両手と両ひざを
床につける

両手、両ひざを床につける。
手は肩の下に置き、ひざは
骨盤の下に置く。

3 左ひざを曲げ
つま先を左ひじにかける

左ひざを曲げ、足の甲をつ
かんで引き寄せ、左ひじに
かける。両脚を寄せ合い、
骨盤を引き上げる。

両脚を寄せ合って
骨盤を引き上げる

4 右手を
後頭部に近づける

右手を後頭部に近づける。
上体を左足に近づけていく。

5 両手を後頭部で組み
上体を引き上げる

上体を引き上げ、両手を組
む。組んだ手のひらと後頭
部で押し合いながら上体を
右側にねじる。

反対側も同様に行う

Variation

74 マーメイドのポーズⅡ

マーメイドⅡ

5から右足を前に出し、右
ひざを立てた状態になる。
左足の甲をひじにかけ、後
頭部で両手を組み、上体
を右にねじる。

１つ足の鳩王のポーズⅠ

エーカ・パーダ・ラージャカポタ・アーサナ Ⅰ

Level ★★★★

『マーメイドのポーズⅠ』(P.84)で、腕にかけていた足を頭上から回した手で持つポーズ。後屈が深まり、腹部前面と股関節周辺がストレッチされます。

ココを意識しよう

Back　　　　　　　Front

・腹筋群（体幹）
・腹直筋
・**腸腰筋**
・大腿直筋

効果

◉ 姿勢を整える
◉ 呼吸機能を高める
◉ 股関節を柔軟にする

1 両手と両ひざを床につける

両手、両ひざを床につける。手は肩の下に置き、ひざは骨盤の下に置く。

つま先を引き上げる

左ももを内旋

2 右足を前に出しひざを外側に開く

右足を前に出し、ひざを外側に開く。左足は後ろへ伸ばす。このとき、骨盤が開かないよう左ももを内側に回しながら伸ばす。

両脚を寄せ合い脚の力を強くする

3 左ひざを曲げ体の方へ引き寄せる

左ひざを曲げ、足の甲を左手でつかんで引き寄せる。両脚を寄せ合って下半身を安定させる。

4 足先を両手で持ち頭頂部を足裏につける

足先を持ったまま左ひじを上に向け、右手も左手と同様に足を持つ。胸を引き上げながら、頭頂部を足に近づける。

反対側も同様に行う

胸を上へ

尾骨を下ろす

EASY

76 1つ足の鳩王のポーズⅠ（準備・片腕を伸ばす）

エーカ・パーダ・ラージャカポタ・アーサナⅠ＋ベーカ・アーサナ

3から足の甲を後ろから押さえ、かかとをお尻に近づける。右手を上に高く伸ばし、胸を引き上げる。

足にストラップをかける

3で左足の甲にストラップをかけ、両手で持つ。手と足で引き合いながら、ストラップを短くたぐり寄せていく。

1つ足の鳩王のポーズⅡ

エーカ・パーダ・ラージャカポタ・アーサナⅡ

Level ★★★★★

『1つ足の鳩王のポーズⅠ』(P.86) で床につけていた前脚のひざを立たせるポーズです。腹部前面や股関節周辺の筋肉をストレッチできるのはⅠと同じですが、バランス力と柔軟性がより求められます。

ココを意識しよう

Back　　　　　　Front

- ・腹筋群（体幹）
- ・腹直筋
- ・腸腰筋
- ・大腿直筋

効果

- ◉ 姿勢を整える
- ◉ 呼吸機能を高める
- ◉ 脚を引き締める

1 両手を床につけ
右足を前に出す

両手、両ひざを床につける。手は肩の下に、ひざは骨盤の下に置く。両手の指先を立て、右足を前に出してひざの真下にかかとを置く。

2 両手を右ももにつけ
上体を起こす

両手を右ももの上に置き、上体を起こす。

3 左ひざを曲げ
お尻に寄せる

左ひざを曲げ、左手で足先を持ってかかとをお尻に引き寄せる。下腹部を引き締め、背骨を長く伸ばす。

胸を上に↑

かかとを
坐骨に近づける

4 足先を両手で持ち
頭を足に近づける

足先を持ったまま左の上腕を外側に回し、ひじを耳に近づけ、上に向ける。右手も左手と同様に足を持つ。胸を引き上げながら、頭頂部を足に近づける。

体側を伸ばす

尾骨を下ろす

反対側も同様に行う

EASY

79 1つ足の鳩王のポーズⅡ（準備・片腕を伸ばす）

エーカ・パーダ・ラージャカポタ・
アーサナⅡ＋ベーカ・アーサナ

3から右手を上に伸ばす。右のかかとと左ひざを近づけるつもりで脚に力を入れ、バランスをとる。

78 1つ足の鳩王のポーズⅡ（準備・ねじり）

パリヴリッタ・エーカ・パーダ・ラージャカポタ・アーサナⅡ＋ベーカ・アーサナ

1で左足を前に出し、上体を床に近づける。左手で右足の甲を持ち、かかとをお尻に近づけていく。右の前腕を床に下ろし、左に上体をねじる。

立位
（立位・膝位）
バランス
股関節
アーム
バランス
逆転①
逆転②
側屈
後屈
ねじり
股関節
前屈
79 1つ足の鳩王のポーズⅡ（準備・片腕を伸ばす）
78 1つ足の鳩王のポーズⅡ（準備・ねじり）

鶴のポーズ

バカ・アーサナ　　　　　　　　　　　　　　　　　Level ★★★

ひざを曲げて腕立ちするポーズ。上腕三頭筋や肩を動かすときに働く三角筋が
鍛えられます。脚を持ち上げるときには腹筋の力も必要になるので、ウエスト
の引き締めや内臓機能を向上させる効果も期待できます。

ココを意識しよう

Back　　　　　　　Front

・三角筋
・上腕三頭筋
・前鋸筋
・腹筋群（体幹）
・内転筋群

効果

⦿ 二の腕を引き締める
⦿ 腹筋を強化する
⦿ 内臓の機能を高める

立位（立位・腹位）バランス
立位バランス
腹筋
アームバランス
逆転①
逆転②
側屈
後屈
ねじり
股関節
前屈

アームバランス

Front　Side　ひざを上腕に当てる

手首は肩幅　ひじを後ろへ曲げる

1 手を肩幅に開き ひざを上腕に当てる

両足をそろえ、ひざを外側に開いてしゃがむ。両ひじを曲げて両ひざを上腕に当てる。両手を肩幅程度に開いて床につける。

おなかを引き上げる

2 おなかとお尻を持ち上げ前腕に体重をかける

両方の手のひらでしっかりと床を押さえる。おなかを引き上げ、体重を少しずつ両腕に移していく。

3 足を床から浮かせ バランスをとる

腕に体重をあずけて片足ずつ、または両足をそろえたまま床から離す。上腕とひざを押し合うようにしながら、おなかを引き上げ、体を浮かせていく。目線は斜め前へ。

前を見る　足をそろえる

EASY

足の間に ブロックを挟む

体がグラつく場合は、足の間にブロックを挟むと両足を引き寄せる力の感覚がつかめ、バランスがとりやすくなる。

ブロックで 頭を支える

前方にブロックを置き、額をのせてバランスをとる。足が浮いたら全身に力を入れ、ゆっくり頭を持ち上げる。

聖者ヴァシシュタのポーズ（両脚をそろえる）

ヴァシシュタ・アーサナ（両脚をそろえる）　　　　　Level ★★★

聖者ヴァシシュタのポーズ（P.108）にはいくつかのバージョンがあり、レベルに応じた練習が必要になります。このポーズでは、床側の腹斜筋群と臀筋群を強化。体幹が強化されて、体の軸をまっすぐに保つ感覚がつかめます。

ココを意識しよう

Back　　　　　　　　　　　　Front

- **大胸筋**
- 前鋸筋
- **腹筋群（体幹）**
- 臀筋群

効果

- ◉ 体幹を強化する
- ◉ ウエストを引き締める
- ◉ 集中力を高める

アームバランス

立位
(立位・座位)
バランス

立位
バランス

腹筋

アーム
バランス

逆転①

逆転②

側屈

後屈

ねじり

股関節

前屈

1 両手、両ひざを
床につける

両手、両ひざを床につける。
両足はそろえて、つま先を
床につける。

骨盤から頭部へ
伸びる

骨盤から
足を押し出す

おなかを
引き上げる

手首は肩の
真下へ置く

2 ひざを伸ばし
おなかを引き上げる

両足のつま先を後ろへ引き、
ひざを伸ばす。手首は肩の
真下に置く。頭頂部を前へ、
かかとを後ろに押し出すよ
うにして体を前後に伸ばす。

腹筋を使って
骨盤を上げる

3 右足の外側を床に下ろし
その上に左足を重ねる

右足の外側を床に下ろし、
その上に左足を重ねる。お
なかに力を入れて骨盤を引
き上げ、左手を上に伸ばす。

反対側も同様に行う

EASY

**左足を前について
バランスをとる**

足裏で踏みしめて
骨盤を上へ

2 から右足の外側
を床に下ろし、左
足を右脚の前へ置
く。左の足裏で床
を踏みしめながら
骨盤を上げ、左手
を上に伸ばす。

81 聖者ヴァシシュタのポーズ（両脚をそろえる）

片脚を伸ばした鶴のポーズ I

エーカ・パーダ・バカ・アーサナ I   Level ★★★★

腕立ちしながら、片方の脚を後ろへ伸ばすポーズ。両脚と腹筋群の強さ、全身の筋肉、この3つを調和させて使う感覚を学ぶポーズです。

ココを意識しよう

Back   Front

- 三角筋
- **上腕三頭筋**
- 前鋸筋
- **腹筋群（体幹）**
- 大臀筋

効果

- 内臓の機能を高める
- 腕力・腹筋を強くする
- バランス感覚の向上

94

立位
（立位・静位）

立位
バランス

腹筋

アーム
バランス

逆転①

逆転②

側屈

後屈

ねじり

股関節

前屈

82 片脚を伸ばした鶴のポーズⅠ

1 手を肩幅に開き ひざを上腕に当てる

両足をそろえ、ひざを外側に開いてしゃがむ。両ひじを曲げて両ひざを上腕に当てる。両手を肩幅程度に開いて床につける。

おなかを引き上げながら前腕に体重をかけていく

2 おなかとお尻を持ち上げ 前腕に体重をかける

両方の手のひらでしっかりと床を押さえる。おなかを引き上げ、体重を少しずつ両腕に移していく。

おなかを引き上げ足を浮かせる

3 足を床から浮かせ バランスをとる

腕に体重をあずけて片足ずつ、または両足をそろえたまま床から離す。上腕とひざを押し合うようにしながら、おなかを引き上げ、体を浮かせていく。目線は斜め前へ。

4 右足を 斜め上に押し出す

両腕を寄せ合うようにして腕の力を強くし、上体をさらに前に倒しながら右足を斜め後方へ押し出す。

反対側も同様に行う

かかとを斜め後ろへ押し出す

両腕を寄せ合い腕の力を強くする

EASY

ブロックに 額をのせる

前方にブロックを置き、額をのせて行うと、後ろ脚を伸ばす感覚がつかめる。

ワイルドシングス

カマトカラ・アーサナ

片腕と両脚で体を支え、後屈するポーズです。両脚を使って床を踏みしめ、胸を開くので、下半身の強さと上半身の広がりを感じられます。

ココを意識しよう

Back　Front

- 脊柱起立筋群
- **大胸筋**
- 腹筋群（体幹）
- ハムストリングス
- **臀筋群**

効果

- 全身を引き締める
- 呼吸が深まる
- 姿勢を整える

アームバランス

2 左脚を高く上げて
ひざを曲げる

両方の手のひらで床を押し
ながら、左脚を上げてひざ
を曲げる。

ひざを曲げて
上げる

1 下向きの
犬のポーズをとる

両手、両足を床につけ、下
向きの犬のポーズ（P.27）
をとる。

脇を上へ
引き上げる

両手のひらで
床を前に押す

胸を床に
近づける

3 左足を後方へ下ろし
左手を上に伸ばす

左手を床から離し、体を横
に向けながら、ゆっくりと
左足を後方へ下ろす。両足
裏で床を踏みしめ、尾骨と
ともに骨盤を上げ、左手を
上に伸ばす。

骨盤を上へ

胸を前へ

骨盤を上へ

床を踏みしめる

4 左手を床に近づけ
胸を前へ押し出す

左の足裏で床を踏みしめ
ながら、左手を頭の横へ
伸ばして胸を前へ押し出
す。腹筋を使って骨盤を
引き上げる。

反対側も同様に行う

POINT

**ひじを伸ばし
過ぎない**

ひじをロック（過伸展）
すると180度以上伸
ばすことになり、ひじ
への負担が大。なるべ
く見た目をまっすぐに。

OK

NG

横向きの鶴のポーズ

パールシュヴァ・バカ・アーサナ

Level ★★★★

『鶴のポーズ』(P.90) のバリエーションで、脚を横に持ち上げてねじるバージョン。
片腕に両脚がのり、下腹部の引き上げがさらに必要になります。

ココを意識しよう

Back　Front

・三角筋
・上腕三頭筋
・前鋸筋
・腹筋群（体幹）
・腹筋群（体幹）
・大臀筋

効果

◦ 二の腕を引き締める
◦ 内臓の機能を高める
◦ バランス感覚の向上

1 しゃがんだ姿勢から
上体を右にねじる

両足をそろえてしゃがんだ
姿勢から、上体を右側にね
じり、真横を向く。左の上
腕を右ひざの外側に当てる。

上腕をひざの
外側に当てる

Front

手首を肩の
真下に置く

前を見る

お尻と
おなかを持ち上げ

かかとを
上げる

おなかを
引き上げる

足をそろえる

腕とひざを
押し合う

2 お尻とかかとを上げ
体重を上腕にかける

両手を肩幅に開いて床に
置く。左の上腕と右ひざを
押し合いながら、お尻、お
なか、かかとを持ち上げる。
目線は前方へ。

3 足を床から離し
バランスをとる

少しずつ体重を腕にかけて
いき、両足をそろえたまま持
ち上げる。上腕とひざを押し
合うようにしながら、腹筋を
使ってバランスをとる。

反対側も同様に行う

Variation

85 聖者カウンディンニャのポーズ I

エーカ・パーダ・カウンディンニャ・
アーサナ I

3から、両ひざを伸ば
したあと、左脚だけを
後ろに伸ばし、右脚は
横に伸ばす。

立位
（立位・蹲踞）
立位
バランス
腹筋
アーム
バランス
逆転①
逆転②
側屈
後屈
ねじり
股関節
前屈

84 横向きの鶴のポーズ　**85** 聖者カウンディンニャのポーズ I

聖者カウンディンニャのポーズⅡ

エーカ・パーダ・カウンディンニャ・アーサナⅡ　　　　Level ★★★★

股関節を大きく開きながら腕立ちするポーズ。強さと柔軟性が求められます。まずは、EASYポーズ（P.101）でバランスのとり方を練習してからトライしましょう。

ココを意識しよう

Back　　　　　Front

・三角筋
・上腕三頭筋
・前鋸筋
・腹筋群（体幹）
・ハムストリングス

効果

◉ 内臓の機能を高める
◉ 二の腕を引き締める
◉ 集中力を高める

立位（立位・膝也）

バランス

立位

バランス

腹筋

アーム

バランス

逆転①

逆転②

側屈

後屈

ねじり

股関節

前屈

86 聖者カウンディンニャのポーズⅡ

アームバランス

1 左の上腕に
左のふくらはぎを当てる

板のポーズ（P.24）をとり、
左足を大きく前に出す。左
手を、左脚の下からくぐら
せて足の外側に置く。

手を足の
外側に置く

2 上腕に左脚をのせ
ひざを伸ばす

左ももを内側に回しながら
ひざを伸ばしていき、体重
を両腕へと移していく。

左ももを
内旋しながら
伸ばす

脚全体に力を入れ、
後ろに伸ばす

両腕を
寄せる

3 体重を前腕にあずけ
右脚を後方へ伸ばす

両腕を寄せ合うようにして
腕の力を強くし、体重を腕
にかけていく。斜め上を見
ながら右足を床から離し、
後方へ力強く伸ばしていく。

反対側も同様に行う

EASY

片ひざを
床につける

1で右のひざを
床に下ろし、両
腕に体重をかけ
ながら、左脚を
伸ばしていく。

聖者ガーラヴァのポーズ

エーカ・パーダ・ガーラヴァ・アーサナ

Level ★★★★★

片足を上腕にかけて腕立ちし、もう片方の脚を後ろへ伸ばすポーズ。曲げたほうの足のつま先を上腕に力強くかけることがバランスをとるためのコツです。

ココを意識しよう

Back　　　　　Front

・三角筋
・上腕三頭筋
・前鋸筋
・腹筋群（体幹）
・**大臀筋**

効果

- 腹筋の強化
- 二の腕を引き締める
- 集中力を高める

立位・膝位
立位バランス
立位
腹筋
アームバランス
逆転①
逆転②
側屈
後屈
ねじり
股関節
前屈

アームバランス

1 右の外くるぶしを左ももにのせる

両足をそろえて立ち、両手を腰に当てる。太もものつけ根を後ろに引きながら両ひざを曲げ、右脚を上げて外くるぶしを左の太ももの上にのせる。

外くるぶしを左ももの上にのせる

ZOOM UP!

2 両手を床に下ろし右足先を上腕にかける

両手を肩幅に開いて床に下ろす。右の足先は左の上腕に強く絡ませる。

足先を上腕に絡ませる

おなかを引き上げる

つま先を上腕に絡める

4 左脚を後方へ伸ばす

両腕を寄せ合ってバランスをとりながら左脚を後方へ伸ばす。かかとを後方へ押し出しながら伸ばす。

反対側も同様に行う

かかとを後方へ押し出す

3 おなかを引き上げ腕に体重をかけていく

手のひらで床をしっかりと押さえ、右のすねと上腕を押し合うようにして体重を両腕にかけていく。目線を前へ移し、左足を床から持ち上げる。

POINT

つま先を上腕にかける

2 では、つま先を上腕に絡ませる。こうすることで腕と足が安定し、バランスをとりやすくなる。

OK

NG

聖者アシュターヴァクラのポーズ

アシュターヴァクラ・アーサナ

Level ★★★★

両脚で片腕を挟むようにして体をねじり、腕立ちするポーズ。ポイントは、両脚を横へ伸ばしながらひじを後ろへ曲げていくこと。左右の脚をしっかりと絡ませることで、股関節が内転するときに働く内転筋群を強化できます。

ココを意識しよう

Back　　　　　　　Front

・三角筋
・上腕三頭筋
・前鋸筋
・腹筋群（体幹）
・ハムストリングス

効果

⊛ 二の腕を引き締める
⊛ 体幹を強化する
⊛ 集中力を高める

1 杖のポーズから
右脚を腕にのせる

杖のポーズ（P.28）になり、
両手で右脚を持ち上げ、右
の上腕の上にのせる。

上腕の上に
右のふくらはぎを
のせる

2 お尻を後ろへ引き
体を浮かせていく

両手をお尻の横につ
け、しっかりと床を押
す。両脚を寄せ合いな
がら、お尻を後ろに引
き、体を浮かせていく。

お尻を後ろに引いて
浮かせる

両足のかかとを
寄せ合う

つま先を立てて
足を絡ませる

3 右足の上に左足をのせ
左右の足を絡ませる

右足の上に左足をのせ、左
右のつま先を立てて足を
しっかり絡ませる。

つま先を立てたまま
両脚を伸ばす

4 両脚を横に伸ばし
ひじを後ろへ曲げる

両脚を内側に回しながら
横に伸ばす。両ひじを曲げ、
上体を床と平行にしていく。

反対側も同様に行う

Variation

89 片脚を腕にのせた腕立ちのポーズ

エーカ・ハスタ・ブジャ・アーサナ

2 のまま、キープする
ポーズ。脚を床と平行
に伸ばす。

蛍のポーズ

ティッティバ・アーサナ   Level ★★★★

腕立ちしながら、両脚を開いて前に伸ばすポーズ。このポーズを練習するときは、
股関節を十分に開いて準備しておきましょう。

ココを意識しよう

Back   Front

・三角筋
・前鋸筋
・上腕三頭筋
・腹筋群（体幹）
・ハムストリングス

効果

◉ 腹筋を強化する
◉ 股関節の柔軟性を高める
◉ 集中力が高まる

106

1 両足を肩幅程度に開き
両手を足の後ろに下ろす

両足を腰幅よりやや広めに
開いて立つ。ひざを曲げて
前屈し、左右のかかとの後
ろに両手のひらをつく。

両足は
肩幅程度に開く

両手を足の
後方へ置く

両脚を
上腕にのせる

腰をゆっくり
下ろす

2 左右の上腕に
もも裏をのせる

左右の上腕に両ももの裏を
のせ、ゆっくりと腰を下ろし
ていく。

胸を引き上げる

3 おなかを引き上げながら
足を浮かせる

目線を上げ、おなかを引き
上げながら、片足ずつ床か
らゆっくり持ち上げてバラ
ンスを見つける。

腰を
後ろに引く

4 腰を後ろに引きながら
両ひざを伸ばす

腰を後ろに引き、胸を持ち
上げながら、左右のひざを
伸ばしていく。目線は前に
向ける。

Variation

91 ひざ裏を腕にのせる腕立てのポーズ

ブジャピーダ・アーサナ

3から右足を左足の
上にのせて交差させる。
左右のつま先を立て、
足をしっかり絡ませる。

聖者ヴァシシュタのポーズ

ヴァシシュタ・アーサナ

Level ★★★★

『聖者ヴァシシュタのポーズ（両脚をそろえる）』（P.92）で重ねていた脚を上に伸ばす上級ポーズです。腹筋を使い、片腕と片脚でバランスをとりながら股関節を開いていきます。

ココを意識しよう

Back　　　　　　　　Front

・前鋸筋
・**腹筋群（体幹）**
・臀筋群
・ハムストリングス
・**ハムストリングス**

効果

◉ 腕力を強化する
◉ 集中力を高める
◉ 股関節を柔軟にする

立位・前屈
立位バランス
腹筋
アームバランス
逆転①
逆転②
側屈
後屈
ねじり
股関節
前屈

アームバランス

1 下向きの犬の
ポーズをとる
両手、両足を床につけ、下
向きの犬のポーズ（P.27）
をとる。

手で足を持ち
手足を引き合う

足裏で床を
踏みしめる

左ももを
外旋

手のひらで
力強く床を押す

腰を引き上げる

2 右足だけ残し
左手で左足をつかむ
右足のかかとを外側の床に
下ろし、足裏で床を踏みし
める。左手で左足をしっか
りと持つ。

3 腰を引き上げて
左脚を上に伸ばす
腹筋を使って腰を上に持ち
上げる。左ももを外側に回
しながらひざを伸ばす。

反対側も同様に行う

Variation

94 チャータカ鳥のポーズ

カピンジャラ・アーサナ

2で左のひざを後ろに
曲げ、左手で足の甲を
持つ。左足の甲で左手
を後ろに引くようにし
て頭も後ろに引き、胸
を開く。

93 聖者ヴァシシュタのポーズ（片ひざを曲げる）

ヴァシシュタ・アーサナ
（片ひざを曲げる）

2で左足裏を右の太も
もの内側にのせる。腹
筋に力を入れて腰を引
き上げ、左手を上に伸
ばす。

109

聖者ヴィシュヴァーミトラのポーズ

ヴィシュヴァーミトラ・アーサナ　　　　　　　　Level ★★★★★

上級者でもバランスをとるのがむずかしいポーズのひとつ。上体をねじるため、
上にあるほうの体側と手でつかんでいるほうのハムストリングスが伸びます。

ココを意識しよう

Back　　　　　　　　　　　　　　　　　　Front

・前鋸筋
・腹筋群（体幹）
・**臀筋群**
・ハムストリングス
・**ハムストリングス**

効果

⊛ 股関節を柔軟にする
⊛ 呼吸が深まる
⊛ 集中力が高まる

アームバランス

右足を右手の
横につく

1 板のポーズから
右足を前に踏み出す

板のポーズ（P.24）をとり、
右足を大きく前に出して右
手の外側に下ろす。

2 右手を右足の
外側に置く

右腕を右脚の下にくぐらせ、
足の外側に手を置く。左足
のつま先を外側に開き、足
裏を床につける。

手で足を
引き上げる

かかとを
後ろへ引く

3 左手で足を持ち上げ
右の腕に絡ませる

右の手のひらで床をしっか
りと押さえ、左手で右の足
の甲を外側からつかみ、床
から持ち上げる。

足で手を
押し返すように
伸ばす

上体をねじる

右ももを
外旋

足裏で床を
踏みしめる

4 右脚を伸ばし
上体をねじる

左足裏で床を踏みしめ、右もも
を外側へ回しながら右脚を前方
へ伸ばす。左手と足裏で押し合
うようにしてバランスをとり、上
体を左側へねじる。

反対側も同様に行う

EASY

左ひざを
床につけて行う

1〜4 のプロセスを、
左ひざを床につけて
行う。このとき、ひ
ざの真後ろにつま先
をつける。このポー
ズは右脚と上半身の
感覚がつかみやすい。

トンボのポーズ

ドラゴンフライ I

難易度の高いバランスポーズです。「上腕と足裏を押し合う」「左右の腕を寄せ合う」のがポイント。ただ、腕の力ばかりに頼り過ぎず、腹筋の力も使って、うまくバランスをとるようにしましょう。

ココを意識しよう

Back　　　　Front

・三角筋
・上腕三頭筋
・前鋸筋
・腹筋群（体幹）
・臀筋群

効果

◦ ウエスト、脚、
　二の腕を引き締める
◦ 身体感覚の向上

アームバランス

上体をねじる

足裏に上腕を
当てて押し合う

ひざを外側へ
向ける

外くるぶしを
左ももにのせる

**1 ひざを曲げ
右足を左ももにのせる**
山のポーズ（P.22）で立ち、両もものつけ根を後ろに引いて前屈する。右足の外くるぶしを左ももにのせて手で押さえる。

**2 右の足裏に
右の上腕を当てる**
上体を左へねじり、右の上腕を足裏に当てて押し合う。このとき、上腕が足裏まで届く柔軟性が必要になる。

右足裏と
上腕を
押し合う

**3 両手を床につけて
足裏と腕を押し合う**
手首が肩の下にくるように両手を床に下ろす。両手のひらでしっかりと床を押し、右の足裏と上腕を押し合う。

おなかを引き上げる

両腕を寄せ合い
腕の力を
強くする

**4 体重を腕にかけて
左脚を浮かせる**
両腕を寄せ合い、腕の力を強くする。おなかを引き上げながら体重を腕にかけ、左足を床から浮かせて横に伸ばす。

反対側も同様に行う

POINT

**上腕を足裏に
当てられるか**

2で両手を合わせ、上半身をねじることができるか、そして足裏に上腕をつけられるか確認してみて。それができれば、このポーズにチャレンジしてみよう。

半分の下を向いた木のポーズ

アルダ・アドー・ムカ・ヴリクシャ・アーサナ　　　　　Level ★★★ ☆ ☆

壁を利用して行うL字形の逆立ち。転倒の可能性がほとんどないので、『下を向いた木のポーズ』(P.122) の練習としてもおすすめ。前鋸筋も意識できると肩まわりが安定します。

ココを意識しよう

Back　　　　　　　　Front

・僧帽筋
・前鋸筋
・上腕三頭筋
・腹筋群（体幹）
・ハムストリングス

効果

- 脚、二の腕を引き締める
- 肩関節を柔軟性にする
- 内臓の機能を高める

立位・座位 バランス
立位 バランス
腹筋
アーム バランス
逆転①
逆転②
側屈
後屈
ねじり
股関節
前屈

2 ひざとお尻を引き上げ
胸を壁に近づける

両手で床を押し、ひざとお
尻を引き上げて胸を壁のほ
うへ近づける。

胸を壁に
近づける

両足裏を
壁につける

1 両手、両ひざをつき
足裏を壁に当てる

床に両手、両ひざをつき、
壁に足裏をつける。両手は
肩幅に開く。（壁から両手
までの距離は下の POINT
を参照）

3 壁を歩くように
登っていく

足を交互に後ろに引き上げ、
歩くように壁を登る。つま
先で壁を押すようにして上
がっていく。

骨盤の高さまで
壁に沿って
足を歩かせる

90度

肩を
後ろへ

胸を壁へ

4 骨盤の高さで
キープする

両足を骨盤の高さまで上げ
たら、目線を壁の方へ向け
てキープする。

POINT

壁までの
距離をチェック

1では、両手を置く位置
（壁からの距離）も重
要。壁を背にして長座
になり、外くるぶしま
での距離を目安にする。

上向きの弓のポーズ

ウールドヴァ・ダヌラ・アーサナ

Level ★★★★

体を後屈させて全身でアーチをつくるポーズ。胸を開くので、胸郭が広がり、呼吸機能を改善します。全身が伸びる爽快さを味わえるポーズですが、腰を痛めないように腹筋を使いましょう。

ココを意識しよう

Back | Front

- 脊柱起立筋群
- **広背筋**
- 大胸筋
- **臀筋群**
- 大腿四頭筋

効果

- 呼吸機能を高める
- 気持ちを前向きにする
- 自律神経のバランスを整える

逆転

1　ひざを立てて腰を持ち上げる

両足を腰幅に開き、ひざを立ててあお向けになる。両腕は体の横に置く。足裏で床を踏みしめ、腰を持ち上げる。

2　両手を耳の横に置き頭頂部を床につける

両手を耳の横につき、ひじを後方へ向ける。手のひらで床をしっかり押しながら胸を前に出して頭を持ち上げ、頭頂部を床につける。

3　両腕と両脚を伸ばし骨盤を引き上げる

両足で床を踏みしめ、両手のひらで床を強く押しながら、腕と脚を伸ばしていく。胸を前方へ押し出して骨盤を引き上げる。

おなかを引き締める

両ももを内旋

胸を前へ

両手足で床を踏みしめ、骨盤を持ち上げる

Challenge

100　手を組んだ逆転の杖のポーズ
ドゥイ・パーダ・ヴィパリータ・ダンダ・アーサナ

3で、両ひじを耳の横の床に置き、頭の後ろで両手を組む。前腕で床を押しながら胸を押し出す。

99　上向きの弓のポーズ（片脚を伸ばす）
エーカ・パーダ・ウールドヴァ・ダヌラ・アーサナ

3から、両手と左足に重心を移し、ゆっくりと右脚を上げていく。

117

頭立ちのポーズⅠ

サーランバ・シールシャ・アーサナⅠ

Level ★★★☆

逆立ちのポーズは、継続して行うと、
疲労回復、血行促進、肺の機能向
上、便秘改善など、多くの効果が
期待できます。首を痛めやすいポー
ズでもあるので、慣れないうちは指
導者のもとで行いましょう。

ココを意識しよう

Back　　　　　Front

・僧帽筋
・前鋸筋
・上腕三頭筋
・腹筋群（体幹）

効果

◉ 血行促進
◉ 気持ちを前向きにする
◉ 自律神経のバランスを整える

1 左右の前腕を床に置き両手をしっかり組む

左右の前腕と両ひざを床につけ、ひじは肩の真下に置き、両手をしっかりと組む。足はつま先を立てる。（慣れないうちは壁の前で行う）

Front

肩の真下にひじを置く

両手をしっかり組む

Check! ひじの高さが頭より下なら腕の下にブランケットを敷く

頭頂を軽く床につける

ひじで床を押す

後頭部と両手で押し合う

2 頭頂部を床につけひざとお尻を上げる

頭頂部を軽く床につけ、両手で頭をおおい、ひざとお尻を持ち上げる。はじめは頭頂部を浮かせるつもりで練習すること。

両足をそろえ、力を入れながら天井へ伸ばす

骨盤を肩の真上に

3 ひじで床を押し少しずつ前に歩く

ひじで床をしっかり押しながら、肩の上に骨盤がくるところまで少しずつ前に歩く。

腹筋に力を入れキープする

4 ゆっくりと脚を上げて天井へ伸ばす

ゆっくりと体重を両腕に移動させ、脚を浮かせる。ひじで床を押しながら、両脚に力を入れながら天井へ伸ばしていく。

Challenge

102 頭立ちのポーズ（蓮華座）

ウールドヴァ・パドマ・アーサナ インシールシャ・アーサナ

4から、脚を蓮華座（P.19）に組んでキープする。

頭立ちのポーズ II

サーランバ・シールシャ・アーサナ II

Level ★★★★☆

頭立ちのポーズには、いろいろなバリエーションがあるので、個人の能力に合ったものを選びましょう。ポーズ I (P.118)、ポーズ II、ポーズ III、両腕を伸ばす (ともに P.121) の順にレベルアップします。

ココを意識しよう

Back　　　　　　　Front

・僧帽筋
・前鋸筋
・上腕三頭筋
・腹筋群 (体幹)

効果

⦿ 血行促進
⦿ 気持ちを前向きにする
⦿ 自律神経のバランスを整える

3 両脚をそろえて
天井へ伸ばす

首をしっかり保ちながら、ゆっくりと足を床から離す。両脚をそろえて天井へ伸ばし、腹筋に力を入れてバランスをとる。

両脚を中央へ寄せる

腹筋に力を入れてバランスをとる

背骨を伸ばす

壁から手のひら1つ分離れた所に頭頂をつける

両手、頭頂で三角形を描く

1 床に頭頂部、両手、両ひざをつける

壁から手のひら1つ分離れたところに頭頂部をつけ、両手、両ひざを床につける。両手は肩幅に開き、ひじを後ろに向ける。

2 両脚を伸ばし
少しずつ前へ歩く

両脚を伸ばし、少しずつ左右の手と頭頂部に体重を移しながら前へ歩いていく。手のひらで床をしっかり押さえ、耳たぶと肩が垂直になるよう首の角度に注意する。

Variation

105 頭立ちのポーズ
（両腕を伸ばす）

ムクタ・ハスタ・シールシャ・アーサナ

両腕を伸ばし、手の甲を床につけて **1** から **3** のプロセスを行っていく。

104 頭立ちのポーズ **III**

サーランバ・シールシャ・アーサナ **III**

両手の指先を後方へ向け、**1** から **3** のプロセスを行っていく。

下を向いた木のポーズ

アドー・ムカ・ヴリクシャ・アーサナ

Level ★★★★★

逆立ちのポーズの中でも難易度が
高いので、慣れないうちは指導者
のもとで行うようにします。上級ポ
ーズ攻略法（P.193～）を参考に、
きちんと練習したうえで、まずは壁
を使って挑戦しましょう。

ココを意識しよう

Back　　　　　　　Front

・僧帽筋
・前鋸筋
・上腕三頭筋
・腹筋群（体幹）

効果

- 二の腕を引き締める
- 内臓の機能を高める
- バランス感覚の向上

壁を見る

壁から手のひら1つ分
離れたところに
手のひらをつく

1 両手、両ひざを床につける

両手、両ひざを床につける。両手は、壁から手のひら1つ分離れたところにつき、肩幅に開く。

両手は肩幅に

2 両脚を伸ばし目線を壁へ

腰を持ち上げて後ろへ引き、目線は壁に向ける。

骨盤を壁に近づけるつもりで脚を蹴り上げる

肩の上に骨盤がくる

3 両手に重心を移動させていく

左足（好きなほうの足）を一歩前に出し、両手に重心を移動させていく。左右の手のひらでしっかり床を押さえる。

4 両脚をそろえて天井に向けて伸ばす

手のひらで床を強く押さえ、脚を壁に向かって蹴り上げる。両脚をそろえて天井へ向けて伸ばし、肩の上に骨盤がくるようにして全身でバランスをとる。

両手に重心を移動させる

Variation

107 孔雀の羽のポーズ

ピーンチャ・マユーラ・アーサナ

左右の前腕を床につけて、1から4のプロセスを行う。

POINT

両脚をしっかり寄せる

4では、両脚を中心に寄せ、しっかりと閉じた状態で足を伸ばすこと。脚がダランと開いている状態はNG。

両脚が離れている

NG

肩立ちのポーズ

サーランバ・サルワーンガ・アーサナ　　Level ★★★

逆転系のポーズは全身の血行をよくしますが、このポーズでは、神経を鎮める効果も得られます。また、首まわりがストレッチされるので、甲状腺や副甲状腺の機能が向上します。

ココを意識しよう

Back　　　　　　　　Front

- 僧帽筋
- 三角筋
- 腹筋群（体幹）
- 板状筋

効果

- 血行促進
- 甲状腺、副甲状腺機能の向上
- 自律神経のバランスを整える

両手で床を押さえ
腹筋で両脚を
上げる

肩から3～4cm上に
ブランケットの端が
くるよう敷く

1 ブランケットを敷き
あお向けになる

首に負担をかけないよう、
厚さ5cmほどに折り畳んだ
ブランケットを背中に敷き、
あお向けになって両ひざを
立てる。お尻には高さ調整
のためにブロックを置く。

2 おなかに力を入れて
両脚を持ち上げる

両手で床を押しながら、お
なかに力を入れて両脚を持
ち上げる。

手のひらで
背中をサポート

おなかに力を入れ
バランスを保つ

3 お尻を上げ
両脚を天井へ伸ばす

お尻を持ち上げて両手を背
中に当てる。後頭部とひじ
で床を押しながら、両脚を
そろえて天井に向けて伸ば
していく。

後頭部で
床を軽く押す

Variation

109 半分肩立ちのポーズ

ヴィパリータ・カラニ・ムドラー・アーサナ

3で上げた両脚
を斜めに下ろす。
体幹の負担が軽
くなり、ポーズ
を保持しやすい。

EASY

ブロックを
お尻に敷く

3がむずかしい場合は、
ブロックをお尻に敷く
ことで、体幹にわずか
な角度がつき、ゆるや
かな逆転になる。

立位・膝включ
立位
バランス
立位
腹筋
アーム
バランス
逆転①
逆転②
側屈
後屈
ねじり
股関節
前屈

108 肩立ちのポーズ　109 半分肩立ちのポーズ

鋤のポーズ
<ruby>鋤<rt>すき</rt></ruby>のポーズ

ハラ・アーサナ

このポーズでは、頭を下にして前屈をするので、背骨まわりの血行がよくなります。さらに、内臓に刺激が加わるので、その機能がアップ。手を組んで腕を後ろへ伸ばすことで、背中や肩まわりがほぐれます。

ココを意識しよう

Back　　　　　　　　Front

・脊柱起立筋群
・僧帽筋
・三角筋
・腹筋群（体幹）
・ハムストリングス

効果

◉ 肩こりを緩和する
◉ 内臓の機能を高める
◉ 腰痛を緩和する

2 おなかに力を入れて 両脚を持ち上げる

両手で床を押さえながら、おなかに力を入れて両脚を持ち上げる。

両手で床を押さえ
腹筋で両脚を上げる

1 ブランケットを敷き あお向けになる

首に負担をかけないよう、厚さ5cmほどに折り畳んだブランケットを背中に敷き、あお向けになり両ひざを立てる。お尻には高さ調整のためにブロックを置く。

肩から3〜4cm上に
ブランケットの端がくるよう敷く

4 腕を伸ばし 両手を後方で組む

両ひじを伸ばして、両手を組む。後頭部と両腕で床を押し、腹筋に力を入れてバランスをとる。

背骨を長く
伸ばす

後頭部で床を押す

3 つま先を頭の上で 床につける

お尻を持ち上げ、両手を背中に当ててサポートする。つま先を頭の上につき、遠くへ歩かせる。

つま先を遠くへ
歩かせる

Challenge

112 両脚で耳を挟むポーズ
カルナピーダ・アーサナ

4から、両ひざを曲げて耳を挟み、両足をそろえる。

111 両脚で耳を挟むポーズ（腰を支える）
カルナピーダ・アーサナ（腰を支える）

3で両ひざを曲げて耳を挟み、両足をそろえる。

立位（立位・挿位）
立位バランス
腹筋
アームバランス
逆転①
逆転②
側屈
後屈
ねじり
股関節
前屈

112 110 鋤のポーズ 111 両脚で耳を挟むポーズ 両脚で耳を挟むポーズ（腰を支える）

デッド・ウォーリアー

デッド・ウォーリアー | Level ★★ ☆ ☆ ☆

股関節を開きながらねじりを深めるポーズ。筋力や柔軟性に関わらず、背骨と骨盤を適切なポジションに安定させながら上体をねじることができます。ゆったりとねじりたいときにおすすめのポーズです。

ココを意識しよう

Back　　　　　　　　Front

・腹斜筋群
・大臀筋

効果

- ウエストを引き締める
- 股関節を柔軟にする
- 副交感神経を優位にする

1 後ろに手をつき ひざを直角に曲げて座る

両ひざを立てて座り、両手を体の後ろに置く。両足は腰幅の1.5程度度に開き、ひざは直角に曲げる。

両足を腰幅の1.5倍に開く

2 両ひざを 右側に倒す

両ひざを右側に倒し、すねの側面を床につける。

3 上体を 右側にねじる

左ももを内側に回しながら、上体を右側にねじり、前腕を床につける。両ひざと両ももの角度をそれぞれ90度に保つ。

反対側も同様に行う

右にねじる

左ももを内側に回す

Challenge

115 ブリジット・クロス

ブリジット・クロス

3から、両ももの位置は変えずに、両ひざをまっすぐに伸ばしていく。

Variation

114 デッド・ウォーリアー（深いツイスト）

デッド・ウォーリアー（深いツイスト）

3から、右ひじを伸ばし、上体を、より右側へねじると、より深くねじることができる。

片脚を伸ばした蛙のポーズ

かえる

エーカ・パーダ・ベーカ・アーサナ

Level ★★ ☆ ☆ ☆

うつ伏せで片ひざを曲げ、手で足を押さえるポーズ。曲げた脚のほうの大腿直筋と腸腰筋をストレッチすることができます。この２つの筋肉が伸びることで骨盤のゆがみを改善できます。

ココを意識しよう

Back　　　　Front

・大胸筋
・上腕三頭筋
・腸腰筋
・大腿四頭筋

効果

● 骨盤を調整する
● 腹式呼吸をしやすくする
● 腰痛を改善する

立位（立位・静位）
立位バランス
腹筋
アームバランス
逆転①
逆転②
側屈
後屈
ねじり
股関節
前屈

1 うつ伏せになり、上体を起こす

両足を腰幅に開いてうつ伏せになり、左右の前腕を床に置いて上体を起こす。ひじは肩の真下に置く。

両足を腰幅に開く

ひじを肩の真下に置く

2 右手を内側へ閉じる

両ひじの位置は 1 のままで、右手を 45 度内側に閉じる。

右手を45度内側に閉じる

足の甲を内側から持つ

尾骨を下ろす

3 左足の甲を内側から持つ

左足を持ち上げて左手で足の甲を内側から持つ。尾骨を下げておへそを床から少し浮かせる。

かかとを坐骨に向かって近づける

曲げている脚を床へ重く下ろす

4 左足のかかとを坐骨に近づける

左手で足の甲を押さえ、かかとを坐骨に寄せる。右腕で床を押し、曲げている脚のかかとを坐骨に向かって押す。

反対側も同様に行う

Challenge

117 蛙のポーズ

ベーカ・アーサナ

1 から、両ひざを曲げ、右手で右足、左手で左足の甲を持ち、坐骨に向かって押す。

ワニのポーズ

マカラ・アーサナ

うつ伏せで足と胸を引き上げるポーズ。脊柱起立筋群を強化し、お尻、太もも
の裏を引き締めます。背骨を後ろに反らすことによって、気持ちを前向きにした
り、腰の痛みをやわらげたりする効果が期待できます。

ココを意識しよう

Back   Front

・脊柱起立筋群
・僧帽筋
・菱形筋
・大臀筋
・ハムストリングス

効果

◉ 姿勢を整える
◉ 気持ちを前向きにする
◉ 腰痛を緩和する

1 うつ伏せになり、
後頭部で両手を組む

両足を坐骨幅に開いてうつ
伏せになる。両手を組んで
後頭部に当てる。

両足を坐骨幅
に開く

後頭部で
手のひらを押す

ひじを開き
肩甲骨を寄せる

2 上体を
引き上げる

ひじを開いて肩甲骨を寄せ、
上体を引き上げる。このと
き、後頭部と手のひらを押
し合うようにする。

両足を遠くへ
伸ばす

背骨を長く

3 両脚を持ち上げ
後ろへ伸ばす

上体は**2**のままで、両足を
持ち上げ、後ろへ引き上げ
る。おなかに力を入れて背
骨を長くすることでさらに
上体を起こす。

下腹部を
引き締める

Variation

119 バッタのポーズ

シャラバ・アーサナ

両腕を後ろで組んだう
つ伏せから、上体と両
脚を引き上げる。右ペー
ジのポーズがきつい場
合はこちらをトライして
みよう。

EASY

両腕を前に伸ばす

両腕を前に伸
ばしたうつ伏
せから、上体
と両腕を持ち
上げる。両腕
を高くするほ
どレベルアッ
プする。

弓のポーズ

ダヌラ・アーサナ

Level ★★★☆☆

両手で両足をつかみ、体を弓なりに反らせるポーズ。胸から太ももにかけて、体の前面がストレッチされます。おなかで床を押すことで腹部の内臓が刺激を受けるので、その働きがよくなります。

ココを意識しよう

Back　　　　　　Front

・脊柱起立筋群
・大胸筋
・腸腰筋
・**大臀筋**
・大腿四頭筋

効果

◉ やる気をアップする
◉ お尻を引き締める
◉ 内臓の機能を高める

両足を
坐骨幅に開く

**1 うつ伏せで
両腕を伸ばす**

うつ伏せになって額を床に
つける。両足は坐骨幅に開
き、両腕は体の横に伸ばす。

足の甲を
両手で持つ

両足を寄せ合う

尾骨を下げる

**2 両ひざを曲げて
両手で足をつかむ**

両ひざを曲げ、両手で両足
の甲をつかむ。

**3 おなかに力を入れて
上体と両脚を引き上げる**

両手と両足で引っ張り合い
ながら、おなかに力を入れ
て上体と両脚を引き上げて
いく。尾骨を下げて腰を安
定させる。

EASY

片足を持って引き上げる

2で、片足だ
けを両手で持
ち、後ろへ引
いていく。引
いている脚の
ももを内側に
回す。

Challenge

122 両手で足指を持った弓のポーズ

バーダーングシュタ・ダヌラ・
アーサナ

1から両手をついて上
体を起こす。片ひざを曲
げ、片腕を外旋しながら
後ろへ回して足先をつか
む。反対の手も足をつか
み、上体を後ろへ引く。

121 横向きの弓のポーズ

パールシュヴァ・ダヌラ・
アーサナ

3から体を右側に倒
し、再び**3**の体勢
にもどって左側に倒
す。足から手を離さ
ないように行う。

立位・座位
立位バランス
腹筋
アームバランス
逆転①
逆転②
側屈
後屈
ねじり
股関節
前屈

122 両手で足指を持った弓のポーズ
121 横向きの弓のポーズ
120 弓のポーズ

合せきのポーズ

バッダ・コーナ・アーサナ

ココを意識しよう

Back　　　　　Front

・内転筋群

効果

- 股関節を柔軟にする
- 血行促進
- 腰痛を緩和する

足裏を合わせる「合せき」の姿勢で前屈するポーズ。おなかや背中、骨盤が刺激されるので、血行がよくなります。腎臓、前立腺、膀胱の働きを正常にするほか、坐骨神経痛の緩和、ヘルニアの予防などに効果的です。

123 合せきのポーズ　124 オメガのポーズ

座位

1 両ひざを立てて座る

杖のポーズ（P.28）から、両ひざを立てる。

2 両ひざを外に開き足裏を合わせる

両脚を外側に開き、左右の足裏を合わせて両手で持つ。両足を体のほうに引き寄せ、骨盤を立てて背骨を伸ばす。

体側を長く保つ

両足を体に引き寄せる

両もものつけ根から上体を倒す

3 両もものつけ根から前屈する

両手で足の甲を持ちながら、両もものつけ根を後ろへ引いて前屈する。背骨を長く伸ばす。

Variation

124 オメガのポーズ
オメガ

1から、脚を外側へ開き、足裏を合わせる。両もものつけ根から前屈する。合せきのポーズとは違った角度で股関節を開きます。

両脚を伸ばして前屈するポーズ

パスチモッターナ・アーサナ

ココを意識しよう

Back   Front

・背筋群
・腓腹筋
・僧帽筋
・大腿四頭筋
・ハムストリングス

頭の先から足先まで、体の背面を伸ばすポーズ。内臓がマッサージされたようになり、副交感神経が優位に働いてリラックスします。ヨガの聖典でもすすめられているポーズです。

効果

- 全身の疲労回復
- 消化機能を高める
- 副交感神経を優位にする

立位
（立位・結び）

バランス

腰筋

アーム

バランス

逆転①

逆転②

側屈

後屈

ねじり

股関節

前屈

座位

1 杖のポーズ をとる

杖のポーズ（P.28）で座る。
坐骨で床を押しながら背骨
を伸ばし、骨盤を立てる。

背骨を伸ばす

2 両手を伸ばして 足首を持つ

両手を前方に伸ばして、足
首を持つ。背骨を伸ばした
まま上体を前へ倒す。

足首を
骨盤のほうへ
引き寄せる
→

3 さらに深く前屈し 両手で足裏をつかむ

上体を両もものつけ根から
前へ倒し、前屈を深めてい
く。両手は足裏をつかむ。

125 両脚を伸ばして前屈するポーズ

EASY

軽くひざを曲げて骨盤を立てる

前屈がむずかしい人は、
両ひざを曲げ、両手で
すねを持ち、骨盤を立
てるだけでも OK。

骨盤を
立てて
背骨を
伸ばす

POINT 背中は丸めずに伸ばす

1〜3の一連の動
きでは、背中を丸
めないこと。背骨
を伸ばし骨盤を立
てるよう意識する。

NG

片脚を伸ばして前屈するポーズ

ジャーヌ・シールシャ・アーサナ

Level ★★ ☆ ☆ ☆

ココを意識しよう

Back **Front**

- 僧帽筋
- **大腿四頭筋**
- **ハムストリングス**
- 腓腹筋

効果

- 消化機能を高める
- 股関節を柔軟にする
- 血行促進

脚の裏側を片脚ずつ伸ばしていくポーズです。同時に両脚を伸ばすよりも、さらに深くストレッチすることができます。また、ひざを曲げているほうの股関節を柔軟にします。

1 杖のポーズ
をとる

杖のポーズ（P.28）で座る。背骨を伸ばして下腹部を引き、骨盤を立てる。

背骨を
伸ばす

2 左ひざを曲げて
右の内ももにつける

左ひざを曲げてつま先を右ももの内側につける。

ひざを
外に開く

両もものつけ根を
後ろへ引き
上体を前へ倒す

Challenge

127 半分の根のポーズ

アルダ・ムーラ・バンダ・アーサナ

2から、左足のつま先を床に立てて恥骨に引き寄せ、上体を前に倒す。

3 上体を前に倒し
右の足裏をつかむ

両もものつけ根を後ろに引きながら、上体を前に倒す。両手で右の足裏をつかむ（足首やすねをつかんでもよい）。

反対側も同様に行う

Challenge

129 片脚を半蓮華座で前屈するポーズ

アルダ・バッダ・パドマ・パスチモッターナ・アーサナ

杖のポーズから右足を左もものつけ根にのせる（半蓮華座の脚、P.19）。右手で足先をつかみ、前屈する。

128 片脚を英雄座で前屈するポーズ

トゥリアンガ・ムカイカパーダ・パスチモッターナ・アーサナ

1から左ひざを曲げ、かかとをお尻の横につけ（英雄座の脚、P.18）、前屈する。

141

座って開脚して前屈するポーズ

ウパヴィシュタ・コーナ・アーサナ

Level ★★ ☆ ☆ ☆

このポーズでは、太ももの裏側と内側をストレッチできます。骨盤周辺の血行がよくなるので、子宮や卵巣の機能を整える効果も期待できます。脚は広げられる範囲で開脚し、反動をつけずに、ゆっくり前屈しましょう。

ココを意識しよう

Back　　　　　　　Front

- 大腿四頭筋
- **ハムストリングス**
- 内転筋群

効果

- 脚のむくみを緩和する
- 婦人科系の不調を緩和する
- 血行促進

1 杖のポーズから
両足を大きく開く

杖のポーズ（P.28）で座り、両足をムリのない範囲で大きく開く。両手を腰の後ろに置き、胸を引き上げて骨盤を立てる。

両足を
大きく開く

背骨を
長く

自分の柔軟性の
8割程度

両もものつけ根を
後ろへ引き
前屈する

2 背骨を伸ばしながら
上体を前に倒す

両もものつけ根を後ろに引き、背骨を長く伸ばしながら前屈する。両手は前方に伸ばして床につける。

Variation

131 座って開脚して片脚側に前屈するポーズ

パールシュヴァ・ウパヴィシュタ・コーナ・アーサナ

1 から、上体を右側にスライドする。左手で右足の甲を外側からつかみ、体を右にねじりながら前屈する。

半分の聖者マツィエンドラのポーズ

アルダ・マツィエンドラ・アーサナ　　　　　　　　Level ★★

ココを意識しよう

Back　　　　　　Front

・脊柱起立筋群
・広背筋
・腹斜筋群
・**大臀筋**

脚をクロスさせて座り、上体をねじるポーズ。ねじったときに下腹部に圧がかかるので、腸の働きが活発になります。ウエストの引き締めに効き、ひざを立てた脚のほうの大臀筋がストレッチされます。

効果

* ウエストを引き締める
* 便秘改善
* 腰痛を緩和する

1 お尻を右にずらして横座りになる

正座になり、お尻を右にずらして横座りになる。両手は体の横につける。

Front

2 右ももの外側に左足を置く

左足を右ももの外側に置く。

3 上体を左側へねじっていく

背骨を長く伸ばしたまま、右ひじを左ひざの外側に当て、押しながら上体を左側へねじっていく。

反対側も同様に行う

ひじでひざを押しねじりを深める

骨盤を立て背骨を長く保つ

坐骨をしっかり床につける

Challenge

134 半分の聖者マツィエンドラのポーズ（手を組む）

アルダ・マツィエンドラ・アーサナI（手を組む）

3で、右腕を左ひざの下から後ろへ回し、背中に回した左手をつかむ。

Variation

133 半分の聖者マツィエンドラのポーズ（片脚を伸ばす）

アルダ・マツィエンドラ・アーサナ（片脚を伸ばす）

杖のポーズ（P.28）から左足を右ももの外側に置く。右ひじで左ひざを押しながら上体を左へねじる。

ベイビークレイドル

ヒンドラ・アーサナ

Level ★★ ☆ ☆ ☆

ココを意識しよう

Back   Front

- 脊柱起立筋群
- 僧帽筋
- 上腕二頭筋
- **臀筋群**

両腕で脚を抱える感じが、まるで赤ちゃんを包み込むゆりかごのように見えるポーズです。骨盤を立てながら脚を胸にグッと引き寄せることで、大臀筋をストレッチすることができます。

効果

- 股関節を柔軟にする
- 姿勢を整える
- 血行促進

座位

2 右足を両手で持ち
すねと床を平行にする

両手で右の足裏を持ち、す
ねが床と平行になるところ
まで引き上げ、わきの下の
外側から後ろへ引く。

足裏を
後ろへ引く

1 両ひざを立てて座り
左ひざを外側に開く

両ひざを立てて座り、左ひ
ざを外側に開いて、かかと
を体に引き寄せる。

3 両手で右脚を
胸に引き寄せる

両手で右のふくらはぎとか
かとを持ち、胸へ引き寄せ
る。このとき、右のつま先
は伸ばさずに立てておく。

つま先を立て
脚を胸に
引き寄せる

NG

足首を伸ばさない

右ももを
外旋

骨盤を立てる

4 両腕で右脚を抱えて
骨盤を立てる

右ひざから足裏を両腕で抱
え、すねを床と平行になる
よう近づけ、骨盤を立てる。

反対側も同様に行う

EASY

片足をひざの上にのせる

両ひざを立てて座り、
両手を体の横に下ろす。
右のひざを曲げて外く
るぶしを左ひざにのせ
る。右のお尻の筋肉が
伸びていることを意識。

合掌した花輪のポーズ

マーラ・アーサナ（合掌）　　　　　　　　　　　　　　　Level ★★★☆

ココを意識しよう

Back　　　　　　　　Front

・脊柱起立筋群
・内転筋群

効果

◉ 股関節を柔軟にする
◉ 脚を引き締める
◉ 姿勢を整える

股関節を開いてしゃがむポーズ。腕と脚を押し合うようにしながら胸を引き上げることで、脚を閉じるときに働く内転筋群をストレッチできます。足首が硬くて、しゃがむときにかかとが浮く人は、畳んだブランケットの上にかかとをのせましょう。

1 胸の前で両手を合わせて立つ

山のポーズ（P.22）で立ち、両足を腰幅よりやや広めに開いて、つま先を少し外側に向ける。両手は胸の前で合わせる。

両足を腰幅より少し広めに開く

腕と脚で押し合う

胸を引き上げる

2 しゃがんで腕とひざを押し合う

両手を合わせたまましゃがみ、上腕をひざに当てて押し合う。胸を引き上げておなかで呼吸する。

Challenge

138 花輪のポーズⅡ

マーラ・アーサナⅡ

2から、両腕を脚の外側から背中に回し、手のひらを腰に当てる。前屈して額を床につける。

137 花輪のポーズⅠ

マーラ・アーサナⅠ

2から、両腕を脚の外側から背中に回す。上体を前傾させて背中で両手を組む。

136 合掌した花輪のポーズ　137 花輪のポーズⅠ　138 花輪のポーズⅡ

舟のポーズ

パリプールナ・ナーヴァ・アーサナ   Level ★★★

体をV字形にして座り、バランスをとるポーズ。V字形にキープするには、おなかと太ももの筋肉が使われるので、ウエストや脚の引き締めに絶大な効果を発揮します。

ココを意識しよう

Back   Front

・腹筋群（体幹）
・大腿直筋

効果

⦿ ウエスト、脚を引き締める
⦿ 胃の調子を整える
⦿ 腹筋群の強化

1 ひざを立てて座り胸を引き上げる

両ひざ立てて座り、胸を引き上げて、背骨を伸ばす。

胸を引き上げる

2 上体を後ろに倒し右脚を上げる

上体を後ろに倒し、坐骨の少し後ろに重心を移す。ひざ裏に手を当てて支えながら、すねと床が平行になるように右脚を上げる。

坐骨の少し後ろへ重心をずらす

3 左脚も上げてバランスをとる

左脚も上げて右脚につけ、バランスをとる。背中が丸まったり、反り過ぎたりしないように注意する。

背骨を長く

頭を後ろへ引く

4 両脚を伸ばし両手を離して伸ばす

両脚を伸ばしておなかに力を入れ、両手をゆっくりと脚から離す。頭を後ろに引いてバランスをとる。

EASY

ひざを曲げたまま腕を伸ばす

3から、おなかに力を入れ、両腕を前方へ伸ばす。頭を後ろへ引いてバランスをとる。

頭を後ろへ引く

両手を前方へ伸ばす

体側を長く保つ

140 **半分の舟のポーズ**

アルダ・ナーヴァ・アーサナ

両脚を伸ばして座り、上体を後ろへ倒しながら両脚を上げる。脚の角度が30〜35度のところでキープする。

聖者マリーチのポーズ I

マリーチ・アーサナ I

Level ★★★☆☆

ココを意識しよう

Back　　　　　Front

· 脊柱起立筋群
· **臀筋群**
· 大腿四頭筋
· **ハムストリングス**
· 内転筋群

片ひざを包むように後ろで手を組んで前屈するポーズ。坐骨で体を安定させると前屈がより深まります。両手を背中で組めない場合は、伸ばしている脚の横に手を置いて練習しましょう。

効果

◈ 副交感神経を優位にする
◈ 姿勢を整える
◈ 股関節、肩関節を柔軟にする

坐骨の延長上に
かかとを置く

1 杖のポーズから
左ひざを曲げて寄せる

杖のポーズ（P.28）をとり、
左ひざを立てて胸のほうに
引き寄せる。左のかかとは
坐骨の延長上に置く。

腕を前に
伸ばす

ひざは
わきに寄せる

2 腕を伸ばしながら
上体を前方へ倒す

左腕を伸ばしながら、上体
を両もものつけ根から前へ
倒す。

3 背中で右の手首を持ち
上体を倒す

左腕を左脚の外側から背中
に回し、右腕も背中に回す。
左手で右の手首を持ち、右
ひざを曲げないようにして
上体を前へ倒す。

反対側も同様に行う

背中で右の
手首を持つ

Challenge

142 聖者マリーチのポーズⅡ

マリーチ・アーサナⅡ

杖のポーズから右
足を左もものつけ
根に置く。左ひざ
を立てて両手を
背中に回して組み、
前屈する。

141 聖者マリーチのポーズⅠ　142 聖者マリーチのポーズⅡ

鷺のポーズ

クラウンチャ・アーサナ

Level ★★★

片脚を曲げて座り、もう片方の足を手で持って伸ばすポーズ。伸ばしている脚のハムストリングス、反対側の大腿四頭筋がストレッチされます。脚を体に引き寄せることで腹部に圧がかかるので内臓がマッサージされたようになり、機能がアップします。

ココを意識しよう

Back　　　　　　Front

- 脊柱起立筋群
- 僧帽筋
- 大腿四頭筋
- **ハムストリングス**

効果

- もも裏の柔軟性を高める
- 内臓の機能を高める
- 姿勢を整える

座位

1 杖のポーズから
左ひざを曲げる

杖のポーズ（P.28）をとり、左ひざを曲げて、かかとをお尻の横につける（左側だけ英雄座〈P.18〉になる）。

2 右ひざを曲げて
両手で足裏を持つ

右ひざを曲げ、足裏を両手で包むように持ち、胸のほうへ引き寄せる。

足裏を
両手で持つ

3 ゆっくりと脚を
上に伸ばしていく

ゆっくり右ひざを伸ばして脚を上げる。おなかから伸ばすつもりで脚を伸ばす。骨盤を立てて背骨を長く保つ。

おなかから伸ばす
つもりで
脚を伸ばす

背骨を長く
保つ

反対側も同様に行う

Challenge

145 ねじった鷺のポーズ（両手）

パリヴリッタ・クラウンチャ・アーサナ（両手）
上記のプロセス **1** 〜 **3** を行い、足を持った手を左右入れ替えて、上体をねじる。

Variation

144 ねじった鷺のポーズ（片手）

パリヴリッタ・クラウンチャ・アーサナ（片手）
上記のプロセス **1** 〜 **3** を行い、脚を上げたほうとは反対側の手で足裏を外側から持ち、上体をねじる。

（立位・座位）バランス 立位バランス 腹筋 アームバランス 逆転① 逆転② 側屈 後屈 ねじり 股関節 前屈

145 **143** 鷺のポーズ **144** ねじった鷺のポーズ（両手） ねじった鷺のポーズ（片手）

薪のポーズ
<small>たきぎ</small>

アグニ・スタンバ・アーサナ

ココを意識しよう

Back　　　　　　Front

・脊柱起立筋群
・腹筋群（体幹）
・**臀筋群**

効果

◉ 股関節を柔軟にする
◉ 腰痛を緩和する
◉ ストレスの軽減

股関節の柔軟性を高め、大臀筋を伸ばすのに効果的なポーズです。お尻の筋肉は、歩くときに必ず使われるので、意外とこりやすく、疲れがたまっています。骨盤と脚をつなぐ大事な筋肉でもあるので、こまめにケアしておくようにしましょう。

ZOOM UP!

両手で左ももを
内側に回す

反対側も同様に行う

1 杖のポーズから
左ひざを外に開く

杖のポーズ（P.28）から、
左ひざを曲げて外に開き、
つま先を立てる。

ひざを横に
倒す

2 両手で左ももを
内側に回す

両手で左ももを内側に回
す。この行程を行っておく
と、以降の行程で、左右の
脚を重ねやすくなる。

胸を
引き上げる

足首の上に
ひざを重ねる

3 左のすねの上に
右のすねをのせる

右ひざを曲げて、すねを左
のすねにのせる。

4 ひざと足首を重ね
骨盤を立てる

右の足首の下に左のひざ、
左の足首の上に右のひざ
がくるようにすねを重ねる。
両手を腰の横に置き、骨盤
を立てて胸を引き上げる。

反対側も同様に行う

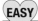

EASY

準備のポーズとしてもOK

両ひざを立てて座り、
両手を体の後ろに置く。
右ひざを曲げて外くる
ぶしを左ひざにのせる。
大臀筋を伸ばせるので、
薪のポーズの前に行っ
ても○。

146
薪のポーズ

157

牛の顔のポーズ

ゴームカ・アーサナ

ココを意識しよう

Back　　　Front

・ローテーターカフ
・大胸筋
・**上腕三頭筋**
・臀筋群

効果

◈ 股関節、肩関節を柔軟にする
◈ 呼吸機能を高める
◈ 肩こりを緩和する

インナーマッスルとして、肩関節の安定に重要な役割を果たすローテーターカフと、強さを発揮するためのアウターマッスルをバランスよくストレッチするポーズ。肩まわりと股関節の血行を促進し、両方の関節の柔軟性を高めます。

立位・逆位
立位
バランス
腹筋
アーム
バランス
逆転①
逆転②
側屈
後屈
ねじり
股関節
前屈

1 両ひざを立てて座り
左脚を床に倒す

両ひざを立てて座り、左ひ
ざを外に開いて、かかとを
右のお尻に近づける。

2 左右のひざを
体の中央で重ねる

右足を左ももの外側に置いてひざ
を倒し、左右のひざを体の中央に
引き寄せる。

ひざとひざを
上下で重ねる

Back

背中で手をつかむ

3 両腕を背中に回し
両手を組む

左腕を上に伸ばし、肩を後ろに
引いてひじを曲げる。右腕を内
側に回しながら背中へ回し、両
手を組む。

反対側も同様に行う

足首を曲げ
足の外側で押す

Challenge

148 1つ足の牛の顔のポーズ

エーカ・パーダ・ゴームカ・
パスチモッターナ・アーサナ

2から、左脚を前方に
伸ばし、両手で足裏を
つかんで前屈する。

聖者バラドヴァージャのポーズⅡ

バラドヴァージャ・アーサナ Ⅱ

Level ★★★★☆

ココを意識しよう

Back | Front

・脊柱起立筋群
・大胸筋
・腹斜筋群
・大腿四頭筋

一方の足を反対側の脚のつけ根に置いて座り、上体をねじるポーズ。ねじることで片方の腹斜筋が強化され、反対側の腹斜筋はストレッチされるので、わき腹のラインをスッキリさせます。

効果

◉ ウエストを引き締める
◉ 姿勢を整える
◉ 股関節の柔軟性を高める

1 杖のポーズから
左ひざを曲げる

杖のポーズ（P.28）をとり、
右ひざを曲げてかかとをお
尻の横に置き、左ひざを立
てる。右のつま先は立てず
に足の甲を床につける。

お尻のすぐ横に - - - - - - -
かかとを置く

2 左足の甲を
右もものつけ根にのせる

両手で左脚を持ち、足の甲
を右もものつけ根に引き寄
せてのせる。

足裏を右ももの
つけ根へ
引き寄せる

3 右手で左ひざを押し
上体を深くねじる

上体を左側にねじり、左手
を背中に回して左足の甲を
つかむ。右手で左のひざを
押しながら、さらに上体を
ねじる。

反対側も同様に行う

手で脚を押して
上体をねじる

Challenge

150 ヨギの杖のポーズ

ヨガダンダ・アーサナ

1から両手で左足裏を
持ち、わきの下の外か
ら後ろへ引く。左の上
腕を足裏に当て、腕を
内旋させて背中に回し
た反対側の手をつかむ。

EASY

ブランケットを
脚の下に敷く

左ひざが床から浮
く場合は、上体を
ねじるほうの脚の
下に厚さ約5cm
に畳んだブランケッ
トを敷いて行う。

聖者マリーチのポーズⅢ

マリーチ・アーサナⅢ   Level ★★★★☆

ココを意識しよう

Back   Front

・腹斜筋群
・**臀筋群**

聖者マリーチのポーズは4種類あり、ⅠとⅡ（P.152、153）が前屈、ⅢとⅣ（P.163）がねじりのポーズになります。このポーズには、ウエストの引き締めや肩関節の柔軟性を高める効果があります。

効果

- 肩関節を柔軟にする
- 腰痛を緩和する
- ウエストを引き締める

1 杖のポーズから
左足のかかとを寄せる

杖のポーズ（P.28）をとり、
左ひざを立てて、かかとを
お尻のほうに引き寄せる。

上腕でひざを
押してねじる

2 右の上腕でひざを
押して左にねじる

右ひじを曲げ、左ひざの外
側に右の上腕をかける。腕
でひざを押しながら上体を
左へねじる。

腕を内側に回して
背中で両手を組む

3 両腕を背中に回し
手を組む

右腕を左ひざの外側にかけ
たまま背中へ回す。左手も
背中に回して両手を組む。

反対側も同様に行う

Challenge

152 聖者マリーチのポーズⅣ

マリーチ・アーサナⅣ

杖のポーズから右ひざ
を曲げて足の甲を左
の太もものつけ根にの
せる（半蓮華座の脚、
P.19）。そして **1** 〜 **3**
のプロセスを行う。

151 聖者マリーチのポーズⅢ　152 聖者マリーチのポーズⅣ

片脚を伸ばしてねじるポーズ

パリヴリッタ・ジャーヌ・シールシャ・アーサナ

Level ★★★★

片脚を伸ばし、体側を伸ばしながらねじるポーズです。背骨周辺の血行がよくなり、体幹部の筋肉がほぐれるので、内臓の働きが活性化。呼吸も深まります。両手で足をつかむのがむずかしい場合は、上側の手は上方へ伸ばすだけでもOKです。

ココを意識しよう

Back　　　　　　Front

・広背筋
・**腹斜筋群**
・大腿四頭筋
・**ハムストリングス**

効果

⦿ 股関節を柔軟にする
⦿ 内臓の機能を高める
⦿ 呼吸機能を高める

1 杖のポーズから
左ひざを外へ開く

杖のポーズ（P.28）をとり、左ひ
ざを立てて外側に開く。右足は
横に伸ばし、左つま先を右もも
の内側に当てる。

つま先を内もも
につける

2 左腕を頭上に上げ
体側を伸ばす

右手を右脚の内側につき、
左腕を上に伸ばして上体を
右に倒す。

体側を伸ばす

体側を伸ばしながら
左にねじる

座骨を
下ろす

ひじを曲げて
体側を伸ばす

3 上体を右に倒し
両手で足裏をつかむ

上体を右に倒し、左手で
右の足裏をつかむ。体側を
しっかり伸ばすことを意識
する。左手で足をつかめた
ら、右手でも足をつかむ。

反対側も同様に行う

Variation

154 座って開脚してねじるポーズ

パリヴリッタ・ウパヴィシュタ・コーナ・アーサナ

杖のポーズから、両脚を大
きく開き、**2**〜**3**のプロセス
を行う。

EASY

腕を上げて
横に倒す

このポーズがむ
ずかしい場合は、
腕を上げ、上体
をできる範囲で
伸ばしている脚
のほうへ倒す。

153 片脚を伸ばしてねじるポーズ 154 座って開脚してねじるポーズ

ねじった前屈のポーズ

パリヴリッタ・パスチモッターナ・アーサナ   Level ★★★★

ココを意識しよう

Back   Front

・脊柱起立筋群
・広背筋
・**腹斜筋群**
・大腿四頭筋
・**ハムストリングス**

効果

◉ 内臓の機能を高める
◉ 消化機能を高める
◉ 副交感神経を優位にする

両脚を伸ばして上体をねじるポーズ。腹部の筋肉をほぐすほか、前屈の姿勢によって腹部への圧も加わるので、内臓の調子が整い、疲れを取り除きます。

立位
(立位・膝位) バランス

立位 バランス

腹筋 バランス

アーム バランス

逆転①

逆転②

側屈

後屈

ねじり

股関節

前屈

座位

右手で左足の
外側を持つ

**1 上体を左へねじり
右手で左足をつかむ**

杖のポーズ（P.28）をとり、
上体を左側へねじりながら
前へ倒す。右ひじを左すね
の外側に置き、右手で左足
の外側をつかむ。

体側を伸ばす

**2 左手を上げ
体側を伸ばす**

左手を上に伸ばし、体側を
伸ばす。

左ひじを曲げることで
ねじりを深める

**3 左手で右足をつかみ
胸を左へねじる**

左手を下ろして、右の足裏
を外側からつかむ。胸を
左側に引き上げるようにね
じって、目線を上に向ける。

反対側も同様に行う

EASY

**両脚を伸ばして
上体をねじる**

杖のポーズから右
手を左足首の外側
に置き、上体を左
へねじる。

**両ひざを曲げて
上体をねじる**

杖のポーズから両
ひざを曲げ、右手
で右足の外面をつ
かみ、上体を左へ
ねじる。

日時計のポーズ

スーリヤ・ヤントラ・アーサナ   Level ★★★★

片ひざを曲げて座り、横に伸ばした足を頭上からつかむポーズ。
伸ばしている脚のハムストリングスをストレッチできます。腕に体
重をかけながら反対側の体側を伸ばすので呼吸も深まります。

ココを意識しよう

Back   Front

・大胸筋
・腹斜筋群
・ハムストリングス

効果

◉ 股関節を柔軟にする
◉ 呼吸機能を高める
◉ 姿勢を整える

1 杖のポーズから
左ひざを曲げる

杖のポーズ（P.28）をとり、
左ひざを曲げてかかとをお
尻の横につける。

お尻の横に
かかとを置く

2 右脚を上げて
右の上腕にのせる

右脚を両手で持ち上げ、右
腕を脚の下にくぐらせて、ふ
くらはぎを上腕にのせる。
左手で右足の外側を持つ。

右腕の上に
ふくらはぎをのせる

脚を長く
伸ばす

左にねじる

3 右脚を伸ばし
上体を左へねじる

右手を床に置き、右腕に寄
りかかる。右脚を内側に回
しながら伸ばし、最後に外
側に回す。左手で左足を持
ちながら左に上体をねじる。

右ももを
外旋

反対側も同様に行う

右腕に
寄りかかる

EASY

158 日時計のポーズ（準備）

スーリヤ・ヤントラ・
アーサナ（準備）

1 で、左ひざを立てて外
側に開く。右手で右の
足裏を持ち、斜め上へ
伸ばす。

157 日時計のポーズ（簡易版）

スーリヤ・ヤントラ・
アーサナ（簡易版）

1 で、左ひざを立てて外
側に開く。土台である
坐骨を安定させながら、
2〜**3** を行う。

猿神のポーズ

ハヌマーン・アーサナ

脚を前後に開脚し、両腕を頭上に伸ばすポーズ。前脚のハムストリングス、後ろ脚の腸腰筋をストレッチし、股関節の柔軟性を高めます。力ずくで脚を開こうとすると、ひざやハムストリングスを痛めることもあるので、注意深く行いましょう。

ココを意識しよう

Back　　　　　　　　　Front

・脊柱起立筋群
・**腸腰筋**
・大腿四頭筋
・**ハムストリングス**

効果

◉ 股関節を柔軟にする
◉ 姿勢を整える
◉ 腰痛を緩和する

立位（立位・膝位）

立位バランス

腹筋

アームバランス

逆転①

逆転②

側屈

後屈

ねじり

股関節

前屈

159 猿神のポーズ

1 両手と両ひざを床につけ 右足を一歩前へ

両手、両ひざを床につける。両手は、肩幅程度に開いて床につけ、両ひざは腰幅に開く。右足を前にふみこむ。

2 ゆっくりと脚を 前後に開いていく

ゆっくりと右のかかとを前にスライドする。両脚を中心に寄せるように力を入れながら脚を開いていく。

ゆっくりかかとを前へ

両脚を寄せ合う

3 左右のももを 床につける

できる人は、左右のももを床につける。両脚を中心に寄せるようにし、後ろに伸ばした左脚は、ももを内旋させると伸ばしやすい。

左ももを内旋

背骨を長く保つ

4 両手を上に伸ばし 背骨を伸ばす

両手を上に伸ばし、体側を伸ばす。右側の腰を後ろへ、左側の腰を前へ押し、骨盤を前に向ける。

反対側も同様に行う

EASY

お尻の下にブランケットを敷く

慣れないうちは、お尻の下にブランケットを敷き、両手の下にブロックを置いて行う。高さは、ムリのない範囲で調整する。

縄のポーズ

パーシャ・アーサナ

Level ★★★★★

ひざを曲げてしゃがみ、背後で腕を脚に絡ませるポーズ。このポーズは、足首を柔軟にします。また、腹部へ圧が加わり、内臓がマッサージされるようになるので、その働きがよくなります。

ココを意識しよう

Back　　　　　Front

- 脊柱起立筋群
- 僧帽筋
- 腹斜筋群
- 大臀筋
- 大腿四頭筋

効果

- 肩関節を柔軟にする
- 内臓の機能を高める
- 足首の柔軟性を高める

1 両足をそろえて しゃがむ

両足をそろえてしゃがみ、両手を前に下ろす（先に手をついてからしゃがんでもOK）。

両足をそろえる

上腕で左ももを
外へ押してねじる

2 上体を 左へねじる

左手を床に下ろしたまま、右の上腕を左ひざの外側に当てて上体を左にねじる。ひじでひざを押しながら、さらに上体を深くねじる。

肩を後ろへ

上腕を内旋し
脚に絡ませる

3 両腕を 後ろで組む

右腕を内側に回して脚に絡ませ、左腕を背中に回して両手を組む。

反対側も同様に行う

EASY

右腕を右ひざの 内側から回す

3で、右の上腕を右ひざに絡ませて上体をねじる。両ももを閉じたまま左肩を後ろへ引く。

ブロックの 補助を入れる

このポーズがむずかしい人は、お尻と後ろについた手の下にブロックを置き、2のプロセスまで行う。

立位（立位・臥位）
立位 バランス
腹筋
アーム バランス
逆転①
逆転②
側屈
後屈
ねじり
股関節
前屈

160 縄のポーズ

亀のポーズ

クールマ・アーサナ

ココを意識しよう

Back　　　　　　　Front

・内転筋群
・大腿四頭筋
・ハムストリングス

効果

- 内臓の機能を高める
- 股関節の柔軟性を高める
- ストレスの軽減

甲羅から手足を伸ばした亀のような形になるポーズ。ひざを伸ばした姿勢で、股関節の柔軟性を高めます。両腕を伸ばしていくほどに上半身が前屈されていくので、少しずつ行っていきましょう。

立位（立位・座位）
立位バランス
腹筋
アームバランス
逆転①
逆転②
側屈
後屈
ねじり
股関節
前屈

161 亀のポーズ

1 ひざを立てて座り、上体を前に倒す

両ひざを立てて座り、背骨を伸ばして骨盤を立てる。両足を大きく開き、背骨を伸ばしたまま両手を前に歩かせ、上体を前に倒す。

両足を大きく開く

2 両腕をひざの下に入れ上体を前に倒す

両腕を両ひざの下に入れ、斜め後ろへ伸ばす。背骨を長く保ったまま、前屈する。

両腕を
両ひざの下に入れ
斜め後ろに伸ばす

かかとを突き出すように
脚を伸ばす

3 かかとを前に押し出し両脚を伸ばす

かかとを前方へ押し出すように両脚を伸ばす。ひざを伸ばすほど、上半身が前へ倒れていく。

EASY

足首をつかみ骨盤を立てる

両ひざを立てて座り、足を大きく開く。両手で足首を持ち、骨盤を立てて背骨を伸ばす。

あお向けでねじるポーズ（脚を絡ませる）

パリヴリッタ・スプタ・パーダーングシュタ・アーサナ（脚を絡ませる）　　　　　Level ★ ☆ ☆ ☆ ☆

あお向けで両脚を絡めて倒すポーズ。わき腹とお尻へのストレッチ効果があり、歩行時に骨盤を支える中臀筋をストレッチすることができます。体の疲れをとる効果もあるので、練習後のクールダウンなどにおすすめです。

ココを意識しよう

Back　　　　　Front

・腹斜筋群
・中臀筋

効果

◉ ウエストを引き締める
◉ 疲労回復
◉ 腰痛を緩和する

あお向け

右脚を上にして
クロスする

右脚のつま先を
左のふくらはぎに
ひっかける

両腕を真横へ
広げる

2 両脚をしっかりと 絡ませる

両脚を持ち上げ、右脚を左
脚へ絡ませて、つま先をふ
くらはぎにかける。

1 ひざを立てて 両腕を真横に広げる

あお向けになり、両足をそ
ろえてひざを立てる。両腕
は、手のひらを上に向けて、
肩の高さで真横に広げる。

肩甲骨を床に
つける

3 絡ませた両脚を 左へ下ろす

両脚を絡ませたまま、ゆっ
くりと左に下ろす。右の肩
甲骨は床につけておき、ね
じりを深める。

反対側も同様に行う

Variation

164 あお向けでねじるポーズ（片ひざを曲げる）

パリヴリッタ・スプタ・バーダーングシュタ・アーサナ（片ひざを曲げる）

1から、左脚を伸ば
す。右足を左ももの
上に置き、右脚を左
に倒す。左手で右ひ
ざを押さえる。

163 ワイパーのポーズ

ヴィシュヴァ・ヴァジュラ・アーサナ

1から、両足を
腰幅の2倍に開
き、両脚を左へ
倒していく。

魚のポーズ

マツヤ・アーサナ　　　　　　　　　　　　　Level ★★ ☆ ☆ ☆

あお向けで上半身を後屈させるポーズ。胸が大きく開き、背骨も伸びるので、
呼吸機能の改善、肩こりの緩和、猫背の改善などに役立ちます。

ココを意識しよう

Back　　　　　　　Front

・広頚筋
・**脊柱起立筋群**
・僧帽筋
・大胸筋
・**肋間筋**

効果

* 呼吸機能を改善する
* 首や肩のこりを緩和する
* 姿勢を整える

1 あお向けになり、上腕を床につける

あお向けになり、両足をそろえる。両ひじを直角に曲げて上腕を床につける。

2 両ひじで床を押し胸を引き上げる

両腕で床を押しながら、胸を引き上げていく。

胸を上へ

両ひじで床を押す

3 上体を引き上げ頭頂部を床につける

両ひじで床を押しながら、上体を引き上げて頭頂部を軽く床につける。頭ではなく、ひじで体重を支える。

両ひじでほとんどの重みを支える

頭頂を軽く床につける

Challenge

166 脚を遠くへ伸ばすポーズ

ウッターナ・パーダ・アーサナ

3から、両脚を床から45度のところまで上げる。脚とできるだけ平行に両腕を伸ばし、手を合わせる。

あお向けの英雄のポーズ

スプタ・ヴィーラ・アーサナ

Level ★★★★★

英雄座 (P.18) の姿勢であお向けになるポーズ。太ももの前面をストレッチできるので、就寝前に行うと、翌朝脚がすっきりします。腹部と骨盤周辺も心地よく伸ばすことができ、消化を促進し、内臓の働きを高めます。

ココを意識しよう

Back　　　Front

・大胸筋
・肋間筋
・大腿四頭筋

効果

◉ 脚のむくみを緩和する
◉ 内臓の機能を高める
◉ 腰痛を緩和する

あお向け

お尻の真横にかかとを置く

1 割座になり、両手を体の後ろに下ろす

正座になり、左右のふくらはぎを外側に開いてお尻を床につける（英雄座／P.18参照）。

2 ゆっくりと上体を後ろに下ろす

手を後方へ歩かせながら、ゆっくりと上体を後ろに倒し、肋骨の下を床へ下ろす。背中で呼吸を意識する。

両脚を寄せ合う　　肋骨の下を床へ

両ひざを前に押し出す　　おなかで呼吸

3 両腕を引き上げ頭の上でひじを持つ

両腕を頭上に伸ばし、左右の手でそれぞれ反対側のひじを持つ。背中から頭の下までブランケットを敷くと両ひざが床へ下りやすくなる。

Challenge

168 あお向けで片脚を上げた英雄のポーズ

エーカ・パーダ・スプタ・ヴィーラ・アーサナ（片脚を上げる）

2から、右脚を持ち上げ、両手をひざ裏に当てる。ゆっくりとひざを伸ばして上げていく。

EASY

片ひざを伸ばして行う

1〜3のプロセスを、右ひざを伸ばして行う。両ひざを曲げて体を後ろに倒すのがツライ人、または、両ひざが浮く人におすすめ。

181

針の穴のポーズ

スチランドラ・アーサナ

足首をのせているほうの大臀筋がストレッチされるポーズ。仙骨を床へ下ろし、手で持っている脚のひざを直角に開いて引き寄せると、大臀筋がよりストレッチされます。

ココを意識しよう

Back　　　　　　　　　　Front

・僧帽筋
・大臀筋

効果

◉ 股関節を柔軟にする
◉ 腰痛を緩和する
◉ リラックスする

立位（立位・膝位）
バランス
立位
腹筋
バランス
アーム
逆転①
逆転②
側屈
後屈
ねじり
股関節
前屈

あお向け

1 あお向けになり 両ひざを立てる

あお向けになり、両足をそ
ろえてひざを立てる。両腕
は体の横に自然に開く。

左の外くるぶしを
右ももにのせる

2 右ももに 左の足首をのせる

左脚を持ち上げ、外くるぶ
しを右ももにのせる。左足
のつま先は、立てておく。

脚を胸のほうへ
引き寄せる

3 両手で右ももを抱え 胸へ引き寄せる

両手で右ももの裏側を持ち、
胸へ引き寄せる。このとき、
仙骨を床から浮かせないよ
うにする。

反対側も同様に行う

POINT

つま先は 伸ばさない

2～3では、足首を
曲げ、つま先を立てる
こと。そうすることで、
すねの筋肉が活性化し、
ひざの関節を守る。

つま先を
立てる

OK

NG

ハッピーベイビー

ドゥヴィ・パーダ・ヨガナンダ・アーサナ

Level ★★ ☆ ☆ ☆

天井に向けた足を床へ向けて手で押し、股関節を開くポーズ。股関節を気持ちよくストレッチすることができるので、心身がリラックスし、眠りにつきやすくなります。

ココを意識しよう

Back   Front

・僧帽筋
・内転筋群
・大臀筋

効果

⊛ 股関節を柔軟にする
⊛ 腰痛を緩和する
⊛ 神経系を鎮める

あお向け

立位
（立位・臥位）

立位
バランス

腹筋

アーム
バランス

逆転①

逆転②

側屈

後屈

ねじり

股関節

前屈

1 あお向けになり
両ひざを立てる

あお向けになり、両足をそ
ろえてひざを立てる。

2 手で足裏を
外側から持つ

両脚を持ち上げ、ひざを少
し外側へ開く。右手で右の
足裏を、左手で左の足裏を
外側からつかむ。

両手で足裏を
外側から持つ

ひざを少し
外側へ開く

ひざを脇の下の外へ開き
床へ近づける

3 手で足裏を押し
両ひざを床へ近づける

両手で足裏を押し、両ひざ
をわきの下の外側に開いて
床へ近づける。

170 ハッピーベイビー

EASY

片ひざを
立てて行う

片ひざを立て、**2**
〜**3**を片脚ずつ行
う。両脚を同時に
行うことがむずか
しい人におすすめ。

185

橋のポーズ

セツ・バンダ・サルワーンガ・アーサナ   Level ★★ ☆ ☆ ☆

あお向けで後屈して、橋の形のアーチをつくるポーズ。下半身の筋肉を鍛えながら胸を開き、呼吸を深めます。

ココを意識しよう

Back   Front

- 脊柱起立筋群
- **大胸筋**
- 腹筋群（体幹）
- **大臀筋**
- ハムストリングス

効果

- 背中、お尻を引き締める
- 姿勢を整える
- 気持ちを前向きにする

立位（立位・座位）
バランス
腹筋
アーム バランス
逆転①
逆転②
側屈
後屈
ねじり
股関節
前屈

あお向け

ひざの真下に
足を置く

1 両ひざを立てて
上腕を床につける

あお向けになり、両ひざを
立てる。両足は腰幅に開
き、かかとをお尻に近づけ
て、ひざの真下に置く。ひ
じを曲げて床を押し、胸を
上げる。

2 上腕で床を押しながら
お尻を持ち上げる

足裏でしっかり床を踏みし
め、お尻を持ち上げる。

お尻を
上へ

足裏で床を
踏みしめる

上腕で床を押す

後頭部で
床を押す

脚を寄せ合う

胸を頭のほうへ
近づける

3 ひじを伸ばし
背中の下で両手を組む

ひじを伸ばし、肩甲骨を引
き寄せて両手を組む。組ん
だ両手で床を押し、胸を引
き上げる。

POINT

**ひざを外側へ
開かない**

3でひざが開くと、下
半身の筋肉をバランス
よく強化＆ストレッチで
きない。左右の脚を寄
せ合うようにしよう。

ひざが開く

NG

おなかをねじるポーズ

ジャタラ・パリヴァルタナ・アーサナ

Level ★★★

両脚をそろえて横に倒し、ウエストをねじって腹筋群を強化する
ポーズ。腹部と両脚全体に力を入れて行うことが上達の秘訣です。

ココを意識しよう

Back　　　　Front

・腹筋群（体幹）

効果

◉ 腹筋を強化する
◉ ひざの痛みを緩和する
◉ ウエスト、お尻を引き締める

立位（立位・骨盤）
バランス立位
腹筋
バランスアーム
逆転①
逆転②
側屈
後屈
ねじり
股関節
前屈

あお向け

1 あお向けになり
両手を真横に広げる

あお向けになり、両脚をそ
ろえる。両腕は手のひらを
上に向けて、肩の高さで真
横に広げる。

肩甲骨を
床から離さない

おなかに
力を入れる

2 両脚をそろえたまま
床と垂直に上げる

おなかに力を入れながら脚
を床と垂直に引き上げる。
両脚はそろえたままで、ひ
ざは伸ばしておく。

3 両足を左手のほうの
床に下ろす

左右の肩甲骨を床につけた
まま、両脚を左へゆっくり
下ろす。このとき、腹筋を
意識して動かす。

反対側も同様に行う

172 おなかをねじるポーズ

EASY

両ひざを曲げ
横に倒す

腹筋を使い慣れて
いない人は、両ひ
ざを曲げて2〜3
のプロセスを行う。

あお向けで足指を持つポーズ

スプタ・パーダーングシュタ・アーサナ

Level ★★★☆

あお向けで持ち上げた脚を手で引き寄せ、脚の裏側全体を伸ばすポーズ。下半身の血行がよくなり、冷えやむくみが改善します。

ココを意識しよう

Back   Front

・僧帽筋
・ハムストリングス
・下腿三頭筋

効果

- 冷えやむくみを改善する
- 股関節を柔軟にする
- リラックスする

立位（立位・膝位）
バランス
腹筋
アームバランス
逆転①
逆転②
側屈
後屈
ねじり
股関節
前屈

あお向け

1 両脚をそろえて
両腕は体の横に開く

あお向けになり、両脚をそろえる。

2 右ひざを
胸のほうへ引く

両手で右ももの裏側を持ち、胸へ引き寄せる。

脚を伸ばす

左ももを
内旋

かかとを
浮かせない

Variation

174 あお向けで脚と頭を近づけるポーズ

スプタ・ドゥイ・ハスタパーダ・アーサナ

3から、脚を引き寄せながら腹筋を使って頭を脚に近づける。

3 両手で足裏を持ち
頭のほうへ近づける

両手で右の足裏を持ち、脚を伸ばして頭のほうへ近づける。左脚が床から浮かないよう、ももを内側に回し、脚裏を床につける。

反対側も同様に行う

Variation

176 あお向けでねじって脚を倒すポーズ

パリヴリッタ・スプタ・パーダングシュタ・アーサナ

3から右手を床につけ、左手で右足の甲を外側から持ち、脚を左側へ倒していく。右の肩甲骨が床から浮かないように行う。

175 あお向けで脚を外側に開くポーズ

スプタ・パーダングシュタ・アーサナ
（脚を外側に倒す）

3から右手で右足の甲を外側からつかみ、外側へ倒す。左手で左のお尻が浮かないよう左ももを押さえておく。

こんなときは
どうする？

YOGA Q&A

 体が硬い私。
ヨガには向いてない？

 体が硬い人ほど
ヨガに向いています

体がやわらかい人は一見できている
ように見えますが、実はケガをしや
すかったり、効果を感じにくいことも。
逆に、体が硬い人は、ケガをしにく
く、ポーズの効果を感じやすいのです。
普段あまり使われていない筋肉や関
節を使うことになるので、体の変化を
より実感しやすいはずです。

 完成ポーズが
できないときは？

 軽減ポーズや
補助用の道具を使って

大切なことは、ムリに完成ポーズを
とろうとして頑張り過ぎないこと。軽減
ポーズ（EASY）がある場合は、そ
れを行いましょう。または、ブロック
やストラップなど、ポーズを補助して
くれるプロップス（道具）を活用して。
「継続は力なり」、続けていくことで
次第にできるようになります。

 筋肉痛でも
ガマンして
行ったほうがいい？

 心地よくできる範囲で
行いましょう

筋肉痛でもヨガのポーズを行うこと
は可能です。ただ、痛みには個人差
があるので、ムリのない範囲で行い
ましょう。痛みは数日経てば回復す
るので、回復してから再開してもOK。
毎日1ポーズでもいいので続けると体
によい変化があります。自分の体調
に合わせて継続しましょう。

 ポーズの最中
苦しくて深い呼吸が
できません！

 呼吸筋の硬さが原因！
ヨガのポーズでほぐして

普段から呼吸が浅いと、肋間筋や横
隔膜といった呼吸筋が硬くなり、ポー
ズをとっても深い呼吸がしづらくなり
ます。ヨガを習慣化すると、少しずつ
呼吸筋が柔軟になっていきます。ま
た、姿勢がよくなることで胸郭が開く
ので、深い呼吸をしても苦しくなくな
るでしょう。

192

レベルアップを
無理なく叶える

上級アーサナ
攻略法

P.32〜191までに紹介したものの中から、
難易度の高いアーサナの攻略法を伝授。
ポーズの完成に必要な要素を解説しています。
３段階に分けて練習していけるので、
体がだんだんと変わっていき、
憧れのアーサナがきっとできるようになります。

Level up is
granted

手を後ろで組んだねじって 体側を伸ばすポーズ（ヒールアップ）

Lesson 1

バッダ・パリヴリッタ・パールシュヴァコーナ・アーサナ（ヒールアップ）　**P.54**

不安定な体勢で腕を太ももの下から後ろへ回し、両手を組むという難易度の高いポーズ。日常動作で腕を後ろに回すことが少ないため、このポーズができない人も多くいます。攻略の最大のカギは、肩関節の柔軟性。左ページの3ステップを練習していきましょう。

Step1 Step2

Step3

牛の顔のポーズ（下の腕のみ）

ゴームカ・アーサナ（下の腕のみ）

上腕を内旋

Step 1

Point

・肩まわりの柔軟性を高める

Process P.159

両腕を内側に回す柔軟性を高めるために、**牛の顔のポーズの下の腕のみ**を練習します。ひじを曲げて腕を内側に回し、背中に手の甲を当てて反対側の手で真横に引きます。肩を後ろに引きながら行うことがポイントです。

開脚した前屈のポーズ（手を後ろで組む）

プラサーリタ・パードッターナ・アーサナ（手を後ろで組む）

両腕を腰から離す

肩甲骨を寄せる

Step 2

Point

・肩まわりの柔軟性を高める

Process P.45

腕を後ろに回しやすくするために、**開脚した前屈のポーズ（手を後ろで組む）**を練習します。肩甲骨を寄せる背中の筋肉が強化され、同時に胸や肩の前面がストレッチされてほぐれるため、肩関節の可動域が広がります。

ハイランジ（合掌ねじり）

ハイランジ（合掌ねじり）

手のひらを押し合う

ウエストから上へねじる

右ももを内旋

両脚を中心軸に引き寄せる

左ももを外旋

Step 3

Process P.51

Point

・脚力の強化
・体幹をねじる腹筋群の強化

ハイランジ（合掌ねじり）を練習することで、下半身の強さとバランス力、上半身をねじる力が培われます。前後に大きく開いた両脚を閉じるつもりで脚全体に力を入れると、下半身の筋肉が活性化され、安定します。

手で足をつかむポーズ（横に開く）

ウッティタ・ハスタ・パーダーングシュタ・アーサナ（横に開く）　**P.72**

Lesson 2

片足を軸にしてバランスをとり、もう一方の脚を引き
上げて横に開く上級ポーズ。ダイナミックに脚を上
げていくためには股関節の柔軟性がカギに。また、
片足で立つための脚力も必要になります。攻略する
には、次の3ステップを練習して。

Step 2

Step 1

Step 3

体側を伸ばすポーズ

ウッティタ・パールシュヴァコーナ・アーサナ

Process P.39

左ももを内旋

右ももを外旋

右脚のつけ根を後ろへ

Step 1

Point

・股関節の柔軟性を高める

まずは、股関節の意識を高めながら可動域を広げるために、**体側を伸ばすポーズ**を練習します。前もものつけ根を後ろ足側に十分に引きながら上体を倒すことで、股関節が開くと同時に、両体側がバランスよく伸びます。

三角のポーズ

ウッティタ・トゥリコーナ・アーサナ

左ももを内旋

Process P.43

ひざ頭を引き上げる

右ももを外旋

Step 2

Point

・股関節の柔軟性を高める
・もも裏、内ももの筋肉を伸ばす

このポーズには、もも裏と内ももの柔軟性も必要。Step1のポーズに入ってから、前ひざを伸ばして三角のポーズに入ると、股関節が開き、上体を倒しやすくなります。前ももを外に回すことで内ももを伸ばすことができます。

手で足を手前に引く

手を押し返すつもりで足を押す

腹筋を引き締める

手で足をつかむポーズ （横に開く）の準備

ウッティタ・ハスタ・パーダーングシュタ・アーサナ（横に開く）の準備

骨盤から頭頂部へ伸びる

骨盤から足裏へ向かって踏みしめる

Step 3

Point

・軸足の強化
・軸足のお尻の強化
・脚を上げるための腹筋強化

最後は、**手で足をつかむポーズ（横に開く）**のプロセス1から、ひざを曲げたまま横に開き、バランス感覚をつかみます。ウエストを絞るつもりで腹筋に力を入れ、骨盤から上下に体を伸ばし、体幹、臀筋、脚力を強化します。

Process P.73

聖者アシュターヴァクラのポーズ

Lesson 3

アシュターヴァクラ・アーサナ **P.104**

両脚で肩腕を挟み、ひざを伸ばしていくこのポーズ
は、アームバランスの中でも上位の難易度を誇りま
す。アームバランスは腕力だけではなく、腹筋ととと
もに全身を統合することが大切。左ページを参考に
段階を踏んで練習を重ね、攻略していきましょう。

Step 1 Step 2 Step 3

Step 3

Step 2 Step 3

Step 1 Step 2 Step 3

四点杖のポーズ

チャトゥランガ・ダンダ・アーサナ

Step 1

骨盤を中心に
前後に伸びる

腹部を
引き上げる

Process
P.25

Point

・肩まわりのアライメントを整える
・手首・腕力の強化

まずは、**四点杖のポーズ**で腹筋と腕力をつける練習。両もも下にブロックを置き、ストラップで腕を固定して肩の正しい位置を意識。おなかを引き上げ、前を見たままひじと肩が床と平行になるまでひじを曲げていきます。

横向きの鶴のポーズ

パールシュヴァ・バカ・アーサナ

Step 2

腹部を
引き上げる

Process
P.99

両腕を
寄せる

Point

・肩まわりのアライメントを整える
・手首・腕力・腹筋群の強化
・ねじった状態でバランス感覚を高める

Step 1で補助具を外して四点杖のポーズができるようになったら、**横向きの鶴のポーズ**に挑戦。このポーズでは、腕力と腹筋の強化に加え、体を浮かせるバランス感覚を、ねじる力とともに練習していきます。

片脚を腕にのせた腕立ちのポーズ

エーカ・ハスタ・ブジャ・アーサナ

Step 3

肩甲骨から手のひら
へ向かって強く押す

両もものつけ根
を後ろへ引く

両足を
寄せ合う

Process
P.105

Point

・手首・腕力の強化
・腹筋群（体幹）の強化
・もも前面の強化

最後の、**片脚を腕にのせた腕立ちのポーズ**は、右のポーズに入る直前のポーズです。背中を丸めるつもりで肩甲骨を開き、おなかと両もものつけ根を後ろに引くとお尻が浮き、さらに両脚を近づけ合うと下半身全体が浮きます。

上向きの弓のポーズ

ウールドヴァ・ダヌラ・アーサナ　**P.116**

「子どものころはできたのに……」という人が多い、"ブリッジ"とも呼ばれるポーズ。子どものころより重くなった体重を持ち上げ、支えるための腕力と脚力の強さを培うことと同時に、肩まわりと股関節を柔軟にすることが大切です。

Step 1　Step 2

Step 2　Step 3

Step 1

Step 2

Step 3

200

ハイランジ（牛の顔のポーズの片腕）

ハイランジ（牛の顔のポーズの片腕）

腕を外旋

脇を後ろへ引く

ひじを頭へ近づける

Process P.33

Step 1

Point
・肩まわりのアライメントを整え、柔軟性を高める
・股関節の柔軟性を高める
・脚力の強化

右のポーズには、肩まわりの柔軟性が必要。**ハイランジ**から、頭の横で片ひじを曲げ、もう一方の手でひじを持って引き寄せます。このとき肩を後ろに引きながらひじを頭に寄せると肩を安全かつ効果的にストレッチできます。

1つ足の鳩王のポーズⅡ（準備・ねじり）

パリヴリッタ・エーカ・パーダ・ラージャカポタ・アーサナⅡ＋ベーカ・アーサナ

手のひらと足の甲を押し合う

尾骨を下げる

左ももを外旋

Process P.89

Step 2

Point
・股関節の柔軟性を高める
・もも前面のストレッチ
・脊柱起立筋群の強化

体をしなやかに後屈させるには、股関節の柔軟性が必須。左のポーズを練習し、両もものつけ根と右もも前面の筋肉をストレッチしましょう。ひじを床につけても手のひらを床につけてもOK。

上向きの弓のポーズ（準備）

ウールドヴァ・ダヌラ・アーサナ（準備）

OK　NG

肩を後ろに引く

尾骨を引き上げる

足裏を強く押す

Process P.117

Step 3

Point
・下半身の筋力強化
・腕力の強化
・胸椎の柔軟性を高める

最後は、下半身の筋肉と腕力の強化のために上向きの弓のポーズのプロセス2を練習。両足で床を踏みしめ、胸を前へ押し出して胸椎を開きます。腹筋を引き締め、背中側で呼吸を意識すると腰椎を守る練習にもなります。

頭立ちのポーズ I

サーランバ・シールシャ・アーサナ I | P.118

前腕と頭を床につけて逆立ちする難
易度の高いポーズ。首に負担をかけな
いよう、肩を安定させ、体重を支えら
れるだけの腕力をつけることが大切で
す。背中を丸めないために胸を開きま
す。腹筋群を意識して使い、体幹を安
定させることが、バランスを取るコツに。

Step 3

Step 2 Step 3

Step 1 Step 2 Step 3

脇を上へ

胸を下へ

前腕で床を
強く押す

下向きの犬のポーズ（ひじをつく）

アド・ムカ・シュヴァーナ・アーサナ（ひじをつく）

Process P.27

Step 1

Point
・肩まわりのアライメントを整える
・肩まわりの柔軟性を高める
・腕力の強化

肩まわりの柔軟性を高め、腕力も強化します。下向きの犬のポーズで、前腕を床につけて両手を組みます。脇を引き上げて胸を床へ近づけ、前腕で床を押しながら背骨が丸まらない範囲で前へ歩き、上半身の感覚をつかみます。

おなかを
引き込む

前腕で床を
強く押す

両もものつけ根
を引き上げる

足裏で
壁を押す

頭立ちのポーズ I（ハーフベンド）

サーランバ・シールシャ・アーサナ I（ハーフベンド）

Process P.119

Step 2

Point
・腹筋の強化
・腕力の強化
・首の筋力強化

P.115 で測った場所にひじを置き、頭立ちのポーズIのプロセス1から、壁を上がり、L字の姿勢に。前腕で床を押し、頭頂部を持ち上げて前を見る→床にそっと頭をつける、をくり返す。これで腕力と首の筋力を強化します。

かかとを
引き上げ
脚全体に力
を入れる

注意深く
開く

下腹部に
力を
入れる

壁を押す

頭立ちのポーズ I（片脚のハーフベンド）

サーランバ・シールシャ・アーサナ I（片脚のハーフベンド）

Process P.119

Step 3

Point
・バランス感覚を高める
・腕力の強化
・体幹を安定させる練習

Step 2の頭立ちのポーズI（ハーフベンド）から、左右交互に片脚を持ち上げます。かかとを引き上げるようにしてひざを伸ばし、骨盤の真上に足首がくるように。脚全体に力を入れて全身でバランスをとる練習です。

下を向いた木のポーズ

〈 アドー・ムカ・ヴリクシャ・アーサナ P.122 〉

逆転のジャンルの中でも特に高度なポーズ。両脚をそろえた美しいフォームで脚を天井に伸ばしていくのがポイントです。肩まわりの柔軟性とともに全身を使います。準備に時間をかけ、体の感覚を研ぎすませて練習しましょう。

Step 3

Step 2 Step 3

Step 1 Step 2 Step 3

下向きの犬のポーズ（片脚を上げる）

アドー・ムカ・シュヴァーナ・アーサナ（片脚を上げる）

Step 1

脇の下を
上へ

胸の中心から
強く押す

Point
・肩まわりの強化
・肩まわりの柔軟性を高める

Process P.27

逆立ちは、両腕だけで体重を支えるので腕と肩の強化が必須。まずは、少しずつ腕に負荷をかけていく練習。下向きの犬のポーズで片脚を交互に上げていきます。胸の中心から手のひらへ向かって強く床を押すようにして。

半分の下を向いた木のポーズ

アルダ・アドー・ムカ・ヴリクシャ・アーサナ

Step 2

太もものつけ根を引き
上げる

脇は
後ろへ

胸は壁へ

少し前を
見る

両手で床を
力強く押す

Point
・肩まわりの強化
・肩まわりの柔軟性を高める
・目線の練習

Process P.115

Step 2では、半分の下を向いた木のポーズの練習をします。胸を壁側へ押し出し、足裏で壁を強く押すようにします。このポーズは、足でも体を支えていますが、Step 1よりも両腕への負荷がアップします。

半分の下を向いた木のポーズ（片脚を上げる）

アルダ・アドー・ムカ・ヴリクシャ・アーサナ（片脚を上げる）

Step 3

足裏を
天井へ

注意深く
脚を開く

おなかを引き込み
体幹を強く保つ

目線は
前へ

Point
・腕力の強化
・バランス感覚を高める
・腹筋群（体幹）の強化

Process P.115

最後は、半分の下を向いた木のポーズで片脚を上げる練習。おなかを引き込み、体幹を強く保ちながらバランスをとります。脚を伸ばすときは足裏を強く押し上げるようにして。脚全体の意識もバランスをとるのに大切な要素です。

目的別プラクティス

本書で紹介するポーズを組み合わせた目的別プログラムです。その日の気分や体調に合わせて行いましょう。太陽礼拝（P.20）で体を温めた後に行うとより効果的です。最後は必ず屍のポーズ（P.30）で締めくくりましょう。

引き締めコース 約3分

おなか、太ももなど、大きな筋肉を刺激するポーズで構成されたプログラム。効果的に体を引き締めて代謝を高めていきます。効かせる筋肉を意識しながら行って。

2 板のポーズ ▶P.24

1 下向きの犬のポーズ ▶P.27

START

3 ローランジ ▶P.46

4 ハイランジ（合掌ねじり）▶P.50

5 ねじった椅子のポーズ ▶P.41

6 半分前屈するポーズ ▶P.24

1から反対側も同様にくり返す

Try! **Video Lesson** 各プログラムのオリジナル動画を視聴できます！

動画でしか見られないバリエーションポーズも満載！

オリジナル動画では、ヨガのコツを学び、楽しさをもっと実感してもらえるよう、本書で紹介しているポーズにアレンジを加えています。新たなバリエーションにチャレンジして、理想の体を目指して！

Video Lesson http://gakken.jp/yogazenshu

肩関節を柔軟にするプログラム 約7分

ヨガのポーズをとるときに肩関節の柔軟性は欠かせません。このプログラムを定期的に
行って肩まわりをほぐしていくと、いろいろなポーズができるようになります。

START 1 山のポーズ ▶P.22

2 手を上げたポーズ ▶P.22

3 立位前屈のポーズ ▶P.23

4 半分前屈するポーズ ▶P.24

5 下向きの犬のポーズ ▶P.27

6 英雄のポーズⅡ ▶P.34

7 天を仰ぐ英雄のポーズⅡ ▶P.36

8 体側を伸ばすポーズ P.38

9 天を仰ぐ英雄のポーズⅡ ▶P.36

10 ローランジ ▶P.46

11 三日月のポーズ ▶P.76

12 ハイランジ ▶P.33

5から
反対側も同様に
くり返す

集中力UPプログラム

約4分

体の中心軸を探りながらバランスをとるポーズで構成されたプログラム。意識が一点に集中するので、気持ちのブレがなくなり、集中力を養うことができます。

鷲のポーズ
▶P.58

2

1

START

3 踊るシヴァ神の
ポーズ
（簡単版・準備）
▶P.67

下向きの犬のポーズ
▶P.27

4 踊るシヴァ神の
ポーズ（簡易版）
▶P.66

5

ハイランジ
▶P.33

1から
反対側も同様に
くり返す

やる気UPプログラム

約4分

背骨を伸ばしたり、胸を開いたりするポーズで構成されています。深い呼吸がしやすくなるので、自ずと気持ちが前向きになり、やる気もアップします。

弓のポーズ
▶P.134

バッタのポーズ
▶P.133

うつ伏せのポーズ
▶P.30

4
うつ伏せのポーズ
▶P.30

3

2

1

START

5

上向きの犬のポーズ
▶P.26

コブラのポーズ
▶P.26

下向きの犬のポーズ
▶P.27

チャイルドポーズ
▶P.29

6

7

8

股関節を柔軟にするプログラム 約12分

立つ、座る、歩くといった人間の基本動作に関わる股関節は、肩関節と同様に重要。
ヨガの上達のためにも必要なので、このプログラムで気持ちよくほぐしましょう。

3
半分の聖者
マツィエンドラのポーズ
▶P.144

2
1つ足の鳩王の
ポーズI(準備・前屈)
▶P.80

1
チャイルドポーズ
▶P.29

START

4
牛の顔のポーズ
(前屈)
▶P.158

1〜4を
反対側も同様に
くり返す

5
金剛座
▶P.18

8
反対側も
同様に行う

7
合せきのポーズ
▶P.136

6
合掌した
花輪のポーズ
▶P.148

8
ワイパーのポーズ
▶P.177

9
あお向けの
チャイルドポーズ
▶P.29

屍のポーズ
▶P.30

10

掲載ポーズ一覧

本書で紹介している全176ポーズの一覧表。体の使い方や完成形が似ているポーズを、
各ポジショニング別に並べています。

ポーズ一覧を特製ポスターにしました。
下記 URL もしくは右記二次元コードにアクセスし、ダウンロードをしてご使用ください。
https://gakken-ep.jp/extra/yogazenshu-poster/

英雄座
ヴィーラ・アーサナ
Level ★☆☆☆☆　P18

吉祥座
スヴァスティカ・アーサナ
Level ★☆☆☆☆　P18

瞑想の
座法

**ALL
POSE
LIST**

達人座
シッダ・アーサナ
Level ★★★★☆　P19

蓮華座
パドマ・アーサナ
Level ★★★★☆　P19

半蓮華座
アルダ・パドマ・アーサナ
Level ★★☆☆☆　P19

金剛座
ヴァジラ・アーサナ
Level ★★☆☆☆　P18

側屈のポーズ
サイド ベンディング
Level ★☆☆☆☆　P22

手を上げたポーズ
ウールドヴァ・ハスタ・
アーサナ
Level ★☆☆☆☆　P22

山のポーズ
ターダ・アーサナ
Level ★☆☆☆☆　P22

太陽礼拝

板のポーズ
ファラカ・アーサナ
／プランク・ポーズ
Level ★★☆☆☆　P24

半分前屈するポーズ
アルダ・ウッターナ・
アーサナ
Level ★★☆☆☆　P24

立位前屈のポーズ
ウッターナ・アーサナ
（立位前屈のポーズ）
Level ★★☆☆☆　P23

前屈のポーズ
ウッターナ・アーサナ
（手を後ろで組んだバージョン）
Level ★☆☆☆☆　P23

上向きの犬のポーズ
ウールドヴァ・ムカ・
シュヴァーナ・アーサナ

Level ★★★　**P26**

コブラのポーズ
ブジャンガ・アーサナ

Level ★★　**P26**

四点杖のポーズ
チャトゥランガ・ダンダ・
アーサナ

Level ★★★　**P25**

八点のポーズ
アシュターンガ・ダンダ・
アーサナ

Level ★★　**P25**

杖のポーズ（長座）
ダンダ・アーサナ

Level ★★　**P28**

基礎＆
おやすみ

下向きの犬のポーズ
アドー・ムカ・シュヴァーナ・
アーサナ

Level ★★　**P27**

子犬のポーズ
ウッタナ・シショーサナ
／パピーポーズ

Level ★　**P27**

屍のポーズ
シャヴァ・アーサナ

Level ★　**P30**

うつ伏せのポーズ
アドヴァ・アーサナ
（バリエーション）

Level ★　**P30**

**あお向けの
チャイルドポーズ**
スプタ・バーラ・アーサナ

Level ★　**P29**

チャイルドポーズ
バーラ・アーサナ

Level ★　**P29**

体側を伸ばすポーズ
ウッティタ・
パールシュヴァコーナ・アーサナ

Level ★★　**P38**

**天を仰ぐ
英雄のポーズⅡ**
ヴィパリータ・
ヴィーラバドラ・アーサナⅡ

Level ★★　**P36**

英雄のポーズⅡ
ヴィーラバドラ・アーサナⅡ

Level ★★　**P34**

立位

**手を後ろで組んで
前にダイブするポーズ**
バッダ・ハスタ・
パールシュヴァコーナ・アーサナ

Level ★★★　**P39**

ねじった三角のポーズ
パリヴリッタ・トゥリコーナ・
アーサナ

Level ★★★　**P48**

強く前屈するポーズ
パールシュヴォッターナ・
アーサナ

Level ★★　**P49**

三角のポーズ
ウッティタ・トゥリコーナ・
アーサナ

Level ★★　**P42**

開脚した前屈のポーズ
（手を後ろで組む）
プラサーリタ・パードッターナ・
アーサナ（手を後ろで組む）
Level ★★☆☆☆ P45

開脚した前屈のポーズ
（手足が一直線上）
プラサーリタ・パードッターナ・
アーサナ（手足が一直線上）
Level ★★☆☆☆ P45

開脚した前屈のポーズ
プラサーリタ・パードッターナ・
アーサナ
Level ★★☆☆☆ P44

手を後ろで組んだ
体側を伸ばすポーズ
バッダ・パールシュヴァコーナ・
アーサナ
Level ★★★☆☆ P52

椅子のポーズ
ウトゥカタ・アーサナ
Level ★★☆☆☆ P40

英雄のポーズⅠ
ヴィーラバドラ・アーサナⅠ
Level ★★☆☆☆ P32

ハイランジ
ハイランジ
Level ★★☆☆☆ P33

ローランジ
ローランジ
Level ★★☆☆☆ P46

手を後ろで組んだ
ねじって体側を伸ばす
ポーズ
バッダ・パリヴリッタ・パールシュヴァ
コーナ・アーサナ
Level ★★★★★ P55

手を後ろで組んだ
ねじって体側を伸ばす
ポーズ（ヒールアップ）
バッダ・パリヴリッタ・パールシュヴァ
コーナ・アーサナ（ヒールアップ）
Level ★★★★☆ P54

ハイランジ
（合掌ねじり）
ハイランジ（合掌ねじり）
Level ★★★☆☆ P50

ねじった椅子のポーズ
パリヴリッタ・ウトゥカタ・
アーサナ
Level ★★★☆☆ P41

立位
バランス

手を後ろで組んだ
ねじった三角のポーズ
バッダ・パリヴリッタ・
トゥリコーナ・アーサナ
Level ★★★★★ P55

手を後ろで組んだ
三角のポーズ
バッダ・トゥリコーナ・
アーサナ
Level ★★★★☆ P53

ねじって体側を伸ばす
ポーズ
パリヴリッタ・パールシュヴァコーナ・
アーサナ
Level ★★★★☆ P51

片脚を上げた
前屈のポーズ
ウールドヴァ・プラサーリタ・
エーカパーダ・アーサナ
Level ★★★☆☆ P64

半蓮華座の
前屈のポーズ
アルダ・バッダ・
パドモッターナ・アーサナ
Level ★★★☆☆ P57

鷲のポーズ
ガルダ・アーサナ
Level ★★☆☆☆ P58

木のポーズ
ヴリクシャ・アーサナ
Level ★★☆☆☆ P56

ねじった半月のポーズ
パリヴリッタ・アルダ・
チャンドラ・アーサナ

Level ★★★★　**P68**

半月のポーズ
アルダ・チャンドラ・
アーサナ

Level ★★★　**P60**

英雄のポーズⅢ
（鷲のポーズの腕）
ヴィーラバドラ・アーサナⅢ
（ガルーダ・アーサナの腕）

Level ★★★　**P63**

英雄のポーズⅢ
ヴィーラバドラ・アーサナⅢ

Level ★★★　**P62**

踊るシヴァ神のポーズ
（ストラップ）
ナタラージャ・アーサナ
（ストラップ）

Level ★★★★　**P67**

踊るシヴァ神のポーズ
（簡易版）
ナタラージャ・アーサナ

Level ★★★　**P66**

ねじった半月の
弓のポーズ
パリヴリッタ・アルダ・
チャンドラ・チャパ・アーサナ

Level ★★★★　**P69**

半月の弓のポーズ
アルダ・チャンドラ・
チャパ・アーサナ

Level ★★★★　**P61**

手で足をつかむポーズ
（横に開く）
ウッティタ・ハスタ・パーダングシュタ・
アーサナ（横に開く）

Level ★★★★　**P72**

極楽鳥のポーズ
スヴァルガ・ドゥヴィジャ・
アーサナ

Level ★★★★　**P74**

片脚立ちの
花輪のポーズ
エーカ・パーダ・マーラー・
アーサナ

Level ★★★　**P75**

踊るシヴァ神のポーズ
（頭上から両手で足を持つ）
ナタラージャ・アーサナ
（頭上から両手で足を持つ）

Level ★★★★★　**P67**

謙虚な戦士のポーズ
シーラングシュタ・アーサナ

Level ★★　**P77**

膝位

立った歩幅のポーズ
ウッティタ・トゥリヴィクラマ・
アーサナ

Level ★★★★★　**P73**

ねじって手で
足をつかむポーズ
パリヴリッタ・ハスタ・
パーダングシュタ・アーサナ

Level ★★★★　**P70**

らくだのポーズ
（片手を伸ばす）
エーカ・ハスタ・
ウシュトラ・アーサナ

Level ★★★★　**P83**

らくだのポーズ
ウシュトラ・アーサナ

Level ★★★　**P82**

半分の猿神のポーズ
アルダ・ハヌマーン・
アーサナ

Level ★★　**P78**

三日月のポーズ
アンジャネーヤ・アーサナ

Level ★★　**P76**

1つ足の鳩王のポーズII
（準備・ねじり）
パリヴリッタ・エーカ・パーダ・
ラージャカポタ・アーサナII+
ベーカ・アーサナ

Level ★★★ ☆☆ P89

1つ足の鳩王のポーズI
（準備・前屈+ねじり）
エーカ・パーダ・ラージャ・
カポタ・アーサナI（前屈+ねじり）

Level ★★★★ ☆ P81

1つ足の鳩王のポーズI
（準備・前屈）
エーカ・パーダ・ラージャ・
カポタ・アーサナI（前屈）

Level ★★ ☆☆☆ P80

らくだのポーズ
（片手で足をつかむ）
ウシュトラ・アーサナ+エーカ・
パーダ・ベーカ・アーサナ

Level ★★★★ ☆ P83

1つ足の鳩王のポーズII
（準備・片腕を伸ばす）
エーカ・パーダ・ラージャカポタ・
アーサナII+ベーカ・アーサナ

Level ★★★ ☆☆ P89

1つ足の
鳩王のポーズI
エーカ・パーダ・
ラージャカポタ・アーサナI

Level ★★★★★ P86

マーメイドのポーズI
マーメイドI

Level ★★★★ ☆ P84

1つ足の鳩王のポーズI
（準備・片腕を伸ばす）
エーカ・パーダ・ラージャカポタ・
アーサナI+ベーカ・アーサナ

Level ★★★ ☆☆ P87

鶴のポーズ
バカ・アーサナ

Level ★★★ ☆☆ P90

アーム
バランス

1つ足の鳩王の
ポーズII
エーカ・パーダ・
ラージャカポタ・アーサナII

Level ★★★★★ P88

マーメイドのポーズII
マーメイドII

Level ★★★★ ☆ P85

片脚を腕にのせた
腕立ちのポーズ
エーカ・ハスタ・ブジャ・
アーサナ

Level ★★★★ ☆ P105

蛍のポーズ
ティッティバ・アーサナ

Level ★★★★ ☆ P106

ひざ裏を腕にのせる
腕立ちのポーズ
ブジャピーダ・アーサナ

Level ★★★★ ☆ P107

横向きの鶴のポーズ
パールシュヴァ・バカ・
アーサナ

Level ★★★★ ☆ P98

聖者カウンディンニャの
ポーズII
エーカ・パーダ・
カウンディンニャ・アーサナII

Level ★★★★ ☆ P100

聖者カウンディンニャの
ポーズI
エーカ・パーダ・
カウンディンニャ・アーサナI

Level ★★★★ ☆ P99

片脚を伸ばした
鶴のポーズI
エーカ・パーダ・バカ・
アーサナI

Level ★★★★ ☆ P94

聖者アシュターヴァクラ
のポーズ
アシュターヴァクラ・
アーサナ

Level ★★★★ ☆ P104

聖者ヴァシシュタのポーズ
（片ひざを曲げる）

ヴァシシュタ・アーサナ
（片ひざを曲げる）

Level ★★★★☆ **P109**

聖者ヴァシシュタの
ポーズ（両脚をそろえる）

ヴァシシュタ・アーサナ
（両脚をそろえる）

Level ★★★☆☆ **P92**

ワイルドシングス

カマトカラ・アーサナ

Level ★★★★☆ **P96**

聖者ガーラヴァの
ポーズ

エーカ・パーダ・ガーラヴァ・
アーサナ

Level ★★★★★ **P102**

聖者ヴィシュヴァー
ミトラのポーズ

ヴィシュヴァーミトラ・
アーサナ

Level ★★★★★ **P110**

トンボのポーズ

ドラゴンフライ I

Level ★★★★★ **P112**

聖者ヴァシシュタの
ポーズ

ヴァシシュタ・アーサナ

Level ★★★★☆ **P108**

チャータカ鳥のポーズ

カピンジャラ・アーサナ

Level ★★★★☆ **P109**

手を組んだ逆転の
杖のポーズ

ドゥイ・パーダ・ヴィパリータ・
ダンダ・アーサナ

Level ★★★★★ **P117**

上向きの弓のポーズ
（片脚を伸ばす）

エーカ・パーダ・ウールドヴァ・
ダヌラ・アーサナ

Level ★★★★★ **P117**

上向きの弓のポーズ

ウールドヴァ・ダヌラ・
アーサナ

Level ★★★★☆ **P116**

逆転

頭立ちのポーズ III

サーランバ・シールシャ・
アーサナ III

Level ★★★★☆ **P121**

頭立ちのポーズ II

サーランバ・シールシャ・
アーサナ II

Level ★★★★☆ **P120**

頭立ちのポーズ I

サーランバ・シールシャ・
アーサナ I

Level ★★★★☆ **P118**

半分の下を向いた
木のポーズ

アルダ・アドー・ムカ・
ヴリクシャ・アーサナ

Level ★★★☆☆ **P114**

下を向いた
木のポーズ

アドー・ムカ・ヴリクシャ・
アーサナ

Level ★★★★★ **P122**

孔雀の羽のポーズ

ピーンチャ・マユーラ・
アーサナ

Level ★★★★☆ **P123**

頭立ちのポーズ（蓮華座）

ウールドヴァ・パドマ・
アーサナ イン シールシャ・アーサナ

Level ★★★★★ **P119**

頭立ちのポーズ
（両腕を伸ばす）

ムクタ・ハスタ・シールシャ・
アーサナ

Level ★★★★☆ **P121**

両脚で耳を挟むポーズ
（腰を支える）
カルナピーダ・アーサナ
（腰を支える）
Level ★★★☆☆ P127

鋤のポーズ
ハラ・アーサナ
Level ★★★☆☆ P126

肩立ちのポーズ
サーランバ・サルワーンガ・
アーサナ
Level ★★★☆☆ P124

半分肩立ちの
ポーズ
ヴィパリータ・カラニ・
ムドラー・アーサナ
Level ★★★☆☆ P125

デッド・ウォーリアー
（深いツイスト）
デッド・ウォーリアー
（深いツイスト）
Level ★★☆☆☆ P129

デッド・ウォーリアー
デッド・ウォーリアー
Level ★★☆☆☆ P128

うつ伏せ

両脚で
耳を挟むポーズ
カルナピーダ・アーサナ
Level ★★★★☆ P127

片脚を伸ばした
蛙のポーズ
エーカ・パーダ・ベーカ・
アーサナ
Level ★★☆☆☆ P130

ワニのポーズ
マカラ・アーサナ
Level ★★★☆☆ P132

バッタのポーズ
シャラバ・アーサナ
Level ★★☆☆☆ P133

ブリジット・クロス
ブリジット・クロス
Level ★★★☆☆ P129

両手で足指を持った
弓のポーズ
パーダーングシュタ・
ダヌラ・アーサナ
Level ★★★★★ P135

横向きの弓のポーズ
パールシュヴァ・ダヌラ・
アーサナ
Level ★★★★☆ P135

弓のポーズ
ダヌラ・アーサナ
Level ★★★☆☆ P134

蛙のポーズ
ベーカ・アーサナ
Level ★★★★☆ P131

合せきのポーズ
バッダ・コーナ・アーサナ
Level ★★☆☆☆ P136

舟のポーズ
パリプールナ・ナーヴァ・
アーサナ
Level ★★★☆☆ P150

半分の舟のポーズ
アルダ・ナーヴァ・
アーサナ
Level ★★☆☆☆ P151

座位

花輪のポーズⅡ

マーラ・アーサナⅡ

Level ★★★★☆ P149

花輪のポーズⅠ

マーラ・アーサナⅠ

Level ★★★★☆ P149

合掌した
花輪のポーズ

マーラ・アーサナ（合掌）

Level ★★★☆☆ P148

オメガのポーズ

オメガ

Level ★★☆☆☆ P137

1つ足の
牛の顔のポーズ

エーカ・パーダ・ゴームカ・
パスチモッターナ・アーサナ

Level ★★★☆☆ P159

牛の顔のポーズ

ゴームカ・アーサナ

Level ★★★★☆ P158

ベイビークレイドル

ヒンドラ・アーサナ

Level ★★☆☆☆ P146

縄のポーズ

パーシャ・アーサナ

Level ★★★★★ P172

片脚を半蓮華座で
前屈するポーズ

アルダ・バッダ・パドマ・
パスチモッターナ・アーサナ

Level ★★★☆☆ P141

片脚を伸ばして
前屈するポーズ

ジャーヌ・シールシャ・
アーサナ

Level ★★☆☆☆ P140

両脚を伸ばして
前屈するポーズ

パスチモッターナ・アーサナ

Level ★★☆☆☆ P138

薪のポーズ

アグニ・スタンバ・アーサナ

Level ★★★★☆ P156

聖者マリーチの
ポーズⅡ

マリーチ・アーサナⅡ

Level ★★★★☆ P153

聖者マリーチの
ポーズⅠ

マリーチ・アーサナⅠ

Level ★★★☆☆ P152

片脚を英雄座で
前屈するポーズ

トゥリアンガ・ムカイカパーダ・
パスチモッターナ・アーサナ

Level ★★★☆☆ P141

半分の根のポーズ

アルダ・ムーラ・
バンダ・アーサナ

Level ★★★★☆ P141

片脚を伸ばして
ねじるポーズ

パリヴリッタ・ジャーヌ・
シールシャ・アーサナ

Level ★★★★☆ P164

座って開脚して
ねじるポーズ

パリヴリッタ・ウパヴィシュタ・
コーナ・アーサナ

Level ★★★★☆ P165

座って開脚して
片脚側に前屈するポーズ

パールシュヴァ・ウパヴィシュタ・
コーナ・アーサナ

Level ★★★☆☆ P143

座って開脚して
前屈するポーズ

ウパヴィシュタ・コーナ・
アーサナ

Level ★★☆☆☆ P142

ねじった鷺のポーズ
（両手）
パリヴリッタ・クラウンチャ・
アーサナ（両手）
Level ★★★★ P155

ねじった鷺のポーズ
（片手）
パリヴリッタ・クラウンチャ・
アーサナ（片手）
Level ★★★ P155

鷺のポーズ
クラウンチャ・アーサナ
Level ★★★ P154

ねじった
前屈のポーズ
パリヴリッタ・パスチモッターナ・
アーサナ
Level ★★★★ P166

半分の聖者マツィエンドラ
のポーズ（片脚を伸ばす）
アルダ・マツィエンドラ・
アーサナ（片脚を伸ばす）
Level ★☆☆☆☆ P145

日時計のポーズ
（簡易版）
スーリヤ・ヤントラ・
アーサナ（簡易版）
Level ★★★ P169

日時計のポーズ
スーリヤ・ヤントラ・
アーサナ
Level ★★★★ P168

日時計のポーズ
（準備）
スーリヤ・ヤントラ・
アーサナ（準備）
Level ★★☆☆☆ P169

聖者マリーチの
ポーズⅣ
マリーチ・アーサナⅣ
Level ★★★★★ P163

日時計のポーズ
聖者マリーチの
ポーズⅢ
マリーチ・アーサナⅢ
Level ★★★★ P162

半分の聖者マツィエンドラ
のポーズ（手を組む）
アルダ・マツィエンドラ・
アーサナⅠ（手を組む）
Level ★★★★ P145

半分の聖者
マツィエンドラのポーズ
アルダ・マツィエンドラ・
アーサナ
Level ★★☆☆☆ P144

亀のポーズ
クールマ・アーサナ
Level ★★★★★ P174

猿神のポーズ
ハヌマーン・アーサナ
Level ★★★★ P170

ヨギの杖のポーズ
ヨガダンダ・アーサナ
Level ★★★★★ P161

聖者バラドヴァージャ
のポーズⅡ
バラドヴァージャ・
アーサナⅡ
Level ★★★★ P160

仰向けでねじるポーズ
（脚を絡ませる）
パリヴリッタ・スプタ・
パーダーングシュタ・アーサナ（脚を絡ませる）
Level ★☆☆☆☆ P176

あお向けでねじる
ポーズ（片ひざを曲げる）
パリヴリッタ・スプタ・
パーダーングシュタ・アーサナ（片ひざを曲げる）
Level ★☆☆☆☆ P177

ワイパーのポーズ
ヴィシュヴァ・ヴァジュラ・
アーサナ
Level ★☆☆☆☆ P177

あお向け

218

橋のポーズ

セツ・バンダ・サルワーンガ・
アーサナ

Level ★★ ☆ ☆ ☆ **P186**

ハッピーベイビー

ドゥヴィ・パーダ・ヨガナンダ・
アーサナ

Level ★★ ☆ ☆ ☆ **P184**

針の穴のポーズ

スチランドラ・アーサナ

Level ★★ ☆ ☆ ☆ **P182**

おなかをねじるポーズ

ジャタラ・パリヴァルタナ・
アーサナ

Level ★★★ ☆ ☆ **P188**

**あお向けで片脚を
上げた英雄のポーズ**

エーカ・パーダ・スプタ・ヴィーラ・
アーサナ（片脚を上げる）

Level ★★★★ ☆ **P181**

**あお向けの英雄の
ポーズ**

スプタ・ヴィーラ・アーサナ

Level ★★ ☆ ☆ ☆ **P180**

**脚を遠くへ伸ばす
ポーズ**

ウッターナ・パーダ・
アーサナ

Level ★★★ ☆ ☆ **P179**

魚のポーズ

マツヤ・アーサナ

Level ★★ ☆ ☆ ☆ **P178**

**あお向けで脚と頭を
近づけるポーズ**

スプタ・ドゥイ・ハスタパーダ・
アーサナ

Level ★★★ ☆ ☆ **P191**

**あお向けで
足指を持つポーズ**

スプタ・パーダーングシュタ・
アーサナ

Level ★★★ ☆ ☆ **P190**

**あお向けでねじって
脚を倒すポーズ**

パリヴリッタ・スプタ・
パーダーングシュタ・アーサナ

Level ★★★ ☆ ☆ **P191**

**あお向けで脚を
外側に開くポーズ**

スプタ・パーダーングシュタ・
アーサナ（脚を外側に倒す）

Level ★★★ ☆ ☆ **P191**

223

著者・総合監修　今津貴美（キミ） スタジオ・ヨギー エグゼクティブ・ディレクター

ヨガ・瞑想指導歴21年。
1995年より瞑想をはじめ、インド、日本、アメリカでヨガと瞑想を深める。2007年より、指導者育成に携わり、ヨギー・インスティテュートにおける多種多様なコースの企画、開発、ディレクションを行う。2011年に発案し制作したCD『ディープリラクゼーション　ヨガニドラー』のアプリ版、『寝たまんまヨガ』は【寝落ちするほどリラックスできる】と話題になり、200万DLを超え、2021年Googleアプリ自己改善部門で大賞を受賞。

モデル　リカ

スタジオ・ヨギー スクール・ディレクター。コンテンポラリージャズダンスを通してヨガと出会い、体の変化や精神性・感性の高まりなど、ヨガが与える影響の大きさに感銘を受ける。スタジオ・ヨギー公認インストラクター養成コースにてヨガを学び、2005年に指導を開始。ヨガがもたらす変化を多くの人と分かち合うことに喜びを感じながら、心温まるクラスを心がけている。

モデル　サヤカ

スタジオ・ヨギー ヨガインストラクター。幼少よりバレエを習い、15歳でオーストラリアのバレエ学校に留学。卒業後は香港のバレエ団に入団、プロダンサーとして活躍。鍛練の一環としてヨガを始め、より深く学ぶため、バレエ団退団後はロサンゼルスへ渡る。帰国後はスタジオ・ヨギーのベーシック・トレーニング・コース、インストラクター養成コースなどを受講。

解剖学監修　中井真吾

静岡産業大学経営学部特任講師。ヨギー・インスティテュート解剖生理学担当講師。理学療法士やトレーナーとしてのリハビリやパフォーマンス向上、健康管理の業務の経験を活かし、ヨガにおける体の仕組みを研究、ヨガ解剖学講座などを多数開講している。

最新版 いちばんよくわかる
YOGAポーズ全集

2023年3月28日　第1刷発行

著者　　　スタジオ・ヨギー／今津貴美（キミ）

発行人　　土屋徹
編集人　　滝口勝弘
企画編集　彦田恵理子

発行所　　株式会社Gakken
　　　　　〒141-8416　東京都品川区西五反田2-11-8
印刷所　　大日本印刷株式会社
DTP　　　株式会社グレン

＜スタッフ＞
撮影　　　山上忠
デザイン　舛沢正子
ヘアメイク　斎藤節子
イラスト　中村奈々子
編集協力　ヤスシ（ヨギー・インスティテュート）
　　　　　ユウ、アヤコ、カオ、マレ、ケイコ、マサ、
　　　　　ナオ（スタジオ・ヨギー）
　　　　　七戸綾子（yoggy inc.）
編集　　　熊谷理子、渡辺律子（オフィス・エール）

○この本に関する各種お問い合わせ先
本の内容については、
下記サイトのお問い合わせフォームよりお願いします。
https://www.corp-gakken.co.jp/contact/
在庫については　TEL:03-6431-1250（販売部）
不良品（落丁、乱丁）については
TEL:0570-000577
学研業務センター
〒354-0045　埼玉県入間郡三芳町上富279-1

上記以外のお問い合わせは
TEL:0570-056-710（学研グループ総合案内）

学研グループの書籍・雑誌についての新刊情報・詳細情報は下記をご覧ください。
学研出版サイト　https://hon.gakken.jp/